이시형 박사의

면역
혁명

이시형 박사의

면역
혁명

이시형 지음

매일경제신문사

이제 면역력 싸움이다!

이 책을 쓰기 시작한 것은 2019년 여름으로 코로나19 사태가 일어나기 훨씬 이전입니다. 앞서 출간한 졸저 《면역이 암을 이긴다》에 대한 독자 반응이 뜨거웠습니다. 동시에 면역력에 대한 문의도 많이 받았는데, 암 중심으로 쓰다 보니 면역 전반에 대한 논의는 다소 미흡했다는 아쉬움이 들었습니다. 면역력을 보다 포괄적으로 논의해야겠다는 생각도 들었습니다. 다시 말해 면역력을 중심으로 예방의학 전반에 대해 논의하고 싶었습니다. 하지만 그러려면 상당히 전문적인 분야까지 들어가야 하기에 일단 내가 할 수 있는 범위 내에서 일반 독자들이 이해할 만한 수준의 책을 쓰기 시작했습니다.

책 한 권을 쓰는 작업이 결코 만만치 않습니다. 원고와 힘든 씨름을 하고 있는 와중에 코로나19 사태가 발발했습니다. 생각지도 못한 응급사태 발생에 마음이 급해졌습니다. 그 후 내 모든 일상이 흐트러졌습니다. 힐리언스선마을에도, 세로토닌문화원에도 발걸음이 뜸해졌습니다. 대신 한국자연의학회 회원들과 함께 바빠지기 시작했습니다. 우선 경증 환자들이 격리되어 있는 곳에 그들의 무료함과 답답함을 달래어줄 프로그램을 만들어 경상북도에 보냈습니다. 방역본부의 프로그램을 보조하느라 유튜브 이시형 TV도 바빠졌습니다. 방역본부에서는 지금 당장 시급한 방역수칙에 관한 이야기만 할 뿐 면역에 대한 처방이나 지시는 거의 하지 않습니다. 방역수칙도 중요하지만 근본적으로 면역력을 올릴 올바른 방법에 대해 알리고 정보를 전할 책임감을 크게 느꼈습니다.

한국자연의학회 회원들인 이 분야 전문가들에게 긴급 모임을 요청했습니다. 면역과 관련한 중요한 논의를 유튜브 이시형 TV에서 다루는 것은 물론 그 내용을 집필 중이었던 이 책에 싣는 데 의견이 모아졌습니다. 그렇게 하여 서둘러 원고를 마무리하고 각 장 말미에 분야 전문가들의 축약된 정보를 알차게 실을 수 있게 되었습니다. 덕분에 초라해질 뻔한 이 책이 아주 빛을 보게 되었습니다.

이 책은 지난 40년간 예방의학과 면역에 관한 내 모든 연구를 한데 모은 것입니다. 더불어 한국자연의학회 회장 조병식을 위시한 선재광, 정양수, 문창식, 안석현, 박상미 등 여러 분야의 전문가들과 함께 나눈 진지한 담론도 실려 있어, 더욱 깊이 있고 알찬 내용으로 거듭났습니다.

책 출간에 도움을 주신 모든 분들께 감사드립니다. 힐리언스 선마을의 설립이념을 잘 지켜 이제 세계적인 건강 전당으로 만들어주신 윤재승 회장 및 스태프들의 노고에도 다시 한번 감사드립니다. 언제나 힘이 되어주는 세로토닌문화, 메디올가 회원 여러분의 후의도 잊지 않고 있습니다. 원고 정리에 애써준 신동윤 군의 노고도 잊을 수 없지요. 끝으로 바쁘게 써낸 원고를 잘 정리하고 출판해준 매경출판에 감사를 드립니다.

앞으로 내게 주어진 시간, 꼭 해야 할 일이 있다면 보다 많은 분들에게 면역력에 대한 중요성을 일깨우는 일입니다. 이것은 사람을 살리고, 농촌을 살리고, 나아가 지구촌 이웃 모두 함께 건강하고 행복하게 살아가기 위한 우리 모두의 사명이기도 합니다. 이 책이 독자 여러분께 그에 대한 계기를 만들 수 있기를 간절히 바랍니다.

이시형

5장 자연이 만병을 고친다

6장 감염병을 이기는 힘, 유기농

7장   코로나19가 우리에게 남긴 것

1장

코로나 시대의
면역

감염병이 앞당긴 면역의 시대

●●

코로나19와 같은 감염병에 걸리지 않으려면 어떻게 해야 할까요? 진인사대천명盡人事待天命, 당국이 시키는 대로 철저히 개인위생을 지켰으니 다음은 하늘에 맡기기만 하면 될까요? 병에 걸리고 안 걸리고는 재수나 운의 문제일까요? 천만의 말씀. 이는 단연코 면역력의 문제입니다! 이번 코로나19 사태를 겪으며 고령자와 지병을 앓고 있는 사람들 즉 면역력이 약한 사람들이 가장 큰 희생을 치렀습니다. 하지만 면역력이 강한 사람들은 확진자와 함께 생활했어도 코로나19를 비켜갔습니다. 면역력이 튼튼하다면 이 병에 잘 걸리지 않는 것은 물론, 걸려도 가벼운 감기 정도로 앓고 잘 넘어갑니다.

코로나19 사태는 쉽게 끝나지 않을 것이며, 지나간다고 해도 이와 비슷한 감염병이 반복해서 또 올 것입니다. 세계적으로 크게 유행했던 전염병은 예부터 여러 차례 있었고 그때마다 엄청난 희생자가 발생했습니다. 제일 심했던 것은 페스트(흑사병)로, 세계 인구 중 3분의 1이 희생되었습니다. 학자들이 추정해보건대, 사망률 순으로 따진다면 코로나19는 10위쯤 될 것이라고 합니다. 확실한 것은 이처럼 무서운 감염병이 또 온다는 사실입니다. 그러니 대비책은 예방뿐입니다.

많은 사람들이 코로나19를 두려워하는 가장 큰 이유는 백신이 없기 때문입니다. 각국에서 코로나19 항원에 대항하는 항체(백신)를 개발하는 데 열을 올리고 있습니다.

그러나 코로나19 백신이 개발된다고 해도 우리 몸의 면역 전반에 작용하는 것이 아닌 특정 항원에 대한 면역력을 줄 뿐입니다. 또한 바이러스는 엄청난 속도로 변이에 변이를 거듭합니다. 모든 질병을 물리치는 백신, 과연 존재할 수 있을까요? 사실 그러한 의약품은 세상에 존재할 수 없습니다. 그러니 지금처럼 감염병이 창궐하는 시기에는 백신보다 더 중요한 것은 바로 면역력을 키우는 일입니다.

그러면 평소 어떻게 해야 면역력을 튼튼히 할 수 있을까요? 결론부터 말하면 한두 가지 단편적인 방법만으로는 면역력을 키울 수 없습니다. 우리가 생각할 수 있는 모든 효과적인 방법을 총동원해야 합니다. 뒤에서 보다 자세히 설명하겠지만 면역력이 만들어지는 과정은 광범위하고 복잡합니다. 면역은 한두 개의 인체 기관이나 한두 명의 사람에게만 적용되는 것이 아닌 전체에 적용되어야 하는 문제이기도 합니다. 그래서 이 책에서는 생활습관과 식사습관 전반을 점검하며 우리가 생활 속에서 면역력을 키울 수 있는 방법을 두루 소개하고자 합니다.

면역력을 키워야 하는 이유가 비단 신종 바이러스의 출현에만 있지 않습니다. 그 무섭다는 암, 치매도 80대 후반으로 넘어가면 둘 중 한 사람 꼴로 걸립니다. '치매나 암에 꼭 걸리고 싶다면 지금 하는 생활을 그대로 계속하라'는 우스갯소리도 있습니다. 코로나 같은 감염병이 그러하듯 치매나 암 역시 결코 운명이 아닙니다. 《면역력을 처방합니다》의 저자 정가영에 따르면 설령 유전적 요인을 타고났다 해도 그 유전자가 그대로 발현되는 경우는 겨우 5퍼센트에 불과합니다. 나머지는 이른바 '후성 유전'이라고 해서 자기가 생활을 어떻게 하느냐에 따라 달라질 수 있습니다. 일란성 쌍둥이도 생활환경과 습관에 따라 한 사람은 비만이 되고 다른 사람은 날씬한 패션모델이 될 수도 있다는 말입니다. 뿐만 아니라 후천적 노력을 통해 애써 획득한 후성 유전이 자손에게까지 유전된다고 합니다. 건강에 있어 생활과 식사 전반에 걸친 우리의 습관이 얼마나 중요한지 과학적으로 밝혀지고 있습니다.

호모 헌드레드에게 꼭 필요한 것

●●

지난번 고등학교 동기생 모임, 다들 나와 동갑내기니까 87세입니다. 헌데 모두가 멀쩡합니다.

"언제 죽으려고 이렇게 멀쩡해?"

일행을 둘러보면서 지껄이는 내게 친구들이 응수합니다.

"자식아, 넌?"

호모 헌드레드Homo Hundred, 100세 시대가 현실로 다가오고 있습니다. 고령 사회니, 초고령 사회니 하는 구분도 별 의미가 없습니다. 65세를 기준으로 노인을 구분하다니 가당치도 않지요. 이제 65세는 노인도 아닙니다.

2017년 한국인의 기대수명은 82.7세로 세계 상위권입니다. 권위 있는 영국 의학전문지 〈랜싯Lancet〉에 따르면 2035년 한국 출생 여성의 기대수명은 90.8세, 남성은 84.7세로, 이는 단연 세계 1위입니다. 문제는 한국인의 건강수명이 2017년 기준, 73세라는 사실입니다. 건강수명이 늘어나지 않는다면 여성은 17년, 남성은 11년이 넘는 세월을 임종을 앞두고 아프면서 지내야 한다는 말입니다.

국민건강보험공단의 발표에 의하면 우리나라 전체 의료비의 40퍼센트 이상을 노인 의료비가 차지하고 있을 뿐 아니라 그 비중이 해마다 증가하고 있습니다. 그나마 다행인 것은 과거 '치료 중심의 의료'에서 '예방 중심의 의료'로 바뀌고 있다는 사실입니다. 다시 말해 이미 생긴 병을 치료하는 데 쓰는 돈보다 병을 예방하기 위해 쓰는 돈이 증가하고 있는 것입니다.

특히 이번 코로나19 사태로 이러한 경향은 더욱 가속화될 것입니다. 예방이 얼마나 중요한지 확인했기 때문입니다. 평소 지병이 있는 코로나19 확진자들은 그렇지 않은 환자들보다 사망률이 훨씬 높았습니다. 이제는 장수보다 건강입니다. 건강하지 못한 장수는 도리어 재앙일지도 모릅니다.

현재 80세를 넘긴 사람들은 우리나라 장수 제1세대입니다. 이들은 한국 근대사의 산증인이자 두 번의 전쟁을 치른, 참으로 험난하고 힘든 세월을 살아낸 사람들입니다. 이들의 어린 시절은 지금과 전혀 다른 환경이었습니다.

장수 제1세대들이 성장한 환경적 특징을 요약하면 다음과 같습니다.

- 춥고 배고팠다.
- 패스트푸드, 치즈, 설탕, 라면이 없었다.
- 비만도 없었다.
- 산과 들에서 뛰어놀며 자랐다.
- 자동차, 공해가 없었다.
- 학원이 없었다.
- 입시 경쟁이 치열하지 않았다.
- 농촌의 자연 속에 살았다.
- 어릴 적부터 농사일을 거들었다.
- 우산도 없이 비를 맞고 다녔다.

장수 1세대의 특징을 다른 말로 정리하면, 곧 과학 문명의 편의를 보지 못하고 자란, 춥고 배고픈 세대입니다. 그러나 이제 대한민국은 근대 문명의 꽃, 산업사회의 막차 손님이 되었습니다. 과학 문명 덕분에 편의, 쾌적, 효율의 사회를 일구었지만 그 역기능이 만만치 않습니다. 특히 건강 면에서 보자면 과학 문명은 양날의 칼과 같습니다.

첫째로, 환경이 오염되고 자연이 파괴되면서 공해가 심해졌습니다. 특히 자동차로 인한 공해는 이루 다 말할 수 없을 정도입니다. 자동차야말로 도심 공해의 주범입니다. 뿐만 아니라 자동차를 타기 시작하면서 사람들은 한 블록도 걷지 않습니다. 다리가 약해지고 건강이 무너지고 있습니다.

둘째, 생활습관병이 늘어났습니다. 생활습관의 난조, 폭음, 폭식, 과로, 스트레스, 운동 부족, 수면 부족……. 이 모두가 생활습관병을 만드는 직접적인 원인입니다. 환경오염과 잘못된 생활습관이 인간의 자연치유력을 약화시켜 당뇨, 고혈압, 암 등 무서운 생활습관병을 만듭니다.

편리하고 좋은 과학 문명을 누가 마다하겠습니까. 하지만 생활습관병에 걸리지 않고 건강하게 장수하기 위해서는 이를 이용은 하되 탐닉하지 않아야 합니다. 외국에서는 이미 과학 문명의 건강상 역기능을 경험하고 이를 교정하기 위한 여러 가지 국민운동을 펼치고 있습니다. '차 없는 날'을 정해 시민들이 자연스럽게 걷기를 습관화할 수 있게 유도하거나 조금 먼 거리라면 자동차 대신 자전거 이용을 권장합니다. 뿐만 아니라 겨울에는 난방, 여름에는 냉방 기구를 이용은 하되 되도록 절제하는 운동도 합니다. 이처럼 생활을 일부러 불편하게 만드는, '의도적 불편함'이 필요합니다. 생활이 편리해질수록 자연스레 운동이 부족해지기 때문입니다. 비만을 비롯한 도시인의 생활습관병은 모두가 지나친 편리 위주의 생활 때문에 생깁니다. 우리도 하루 빨리 과학 문명 중독증에서 해방되어 인간 본래의 자연스러운 건강을 되찾아야 합니다.

노후를 위해 건강 자산을 준비하라

언제 시작해도 늦지 않습니다. 자각, 통찰이 생기는 순간부터 100세 시대를 건강하고 행복하게 살 수 있는 기반을 닦아 놓아야 합니다. 이를 위해 기본적으로 갖추어야 할 것은 3가지로 주택 자산, 금융 자산, 개인 자산이 있습니다. 살 집과 생활비 외에 개인 자산으로 친구, 사회단체나 모임 참여 등이 필요합니다. 무엇보다도 가장 중요한 개인 자산은 바로 자신의 건강을 잘 챙기는 것입니다. 이를 위해 힐리언스선마을에서 추천하는 10대 건강 목표는 다음과 같습니다.

1 우아하고 행복하게 산다.
2 내 발로 걸을 수 있는 건강을 유지한다.
3 치매에 걸리지 않는다.

4 현역으로 뛴다.

5 스트레스에 과학적으로 대처한다.

6 병원에 안 가도 되는 건강을 유지한다.

7 대자연의 순리에 따른다.

8 일찍 일어나고 일찍 잔다.

9 매사에 감사하고 작은 일에도 감동하는 습관을 갖는다.

10 선비정신을 실천하고, 행복 호르몬 세로토닌 친화적인 삶을 산다.

이러한 건강 목표를 이루려면 면역력이 향상되어야 합니다. 나이가 들면 면역력이 떨어지게 마련입니다. 그러니 이를 보충하기 위한 전략을 세워 적극 실천해야 합니다(면역력 향상 방법에 대해서는 뒤에서 더 자세히 설명하겠습니다).

"부모님이 몇 세쯤 돌아가시면 좋겠습니까?"

한 명문대 학생들에게 던진 질문입니다. 어떤 답이 돌아왔을까요? 당신은 어떻게 대답하겠습니까? 놀라지 마십시오. 63세! 학생들의 대답에 평균을 내보니 63세라는 숫자가 나왔습니다. 그렇다면 이 답은 어디서 온 걸까요? 그 나이까지는 퇴직금이 남아 있을 테니 부모에게 기댈 수 있으리라는 계산 때문일까요?

분명한 것은 63세를 훌쩍 넘긴 80세 후반쯤 되면 둘 중 한

명 꼴로 치매 아니면 암에 걸린다는 사실입니다. 그리고 면역력이 약해지면서 그간 앓아온 지병들이 이런 저런 합병증을 일으키기 시작합니다. 당뇨병, 고혈압으로 죽지는 않습니다. 문제는 합병증이지요. 거기에 이제 코로나19와 같은 감염병도 가세하고 있습니다. 상황이 이쯤 되면 취약한 쪽은 면역력이 약하고 지병을 앓고 있는 고령자일 수밖에 없습니다. 인생은 후반전이 중요합니다. 후반전이 화려하고 멋있어야 합니다. 누구에게도 의지하지 말아야 합니다. 자기 관리는 자기 책임입니다. 연금, 효를 너무 기대하지 말아야 합니다. 멋진 노년을 위해 일단 개인 자산 특히 건강 자산을 차곡차곡 쌓아야 합니다.

면역력과 후성 유전

●●

1990년 10월, 휴먼 게놈 프로젝트가 시작되자 세계 의학계는 흥분에 빠졌습니다. 인간의 유전자 정보를 100퍼센트 분석하여 인간 유전자 지도를 완성하면 인류의 질병 극복에 한층 가까워지리라 기대했던 까닭입니다. 그리고 2001년 2월 13일, 드디어 인간 유전자 지도가 완성되었습니다. 그런데 그 결과가 영 기대에 미치지 못했습니다. 유전 질환 몇 가지 외에는 인류의 질병 극복에 도움이 될 만한 내용을 발견하지 못했던 겁니다. 당시 연구 책임자인 생물학자 크레이그 벤터 박사는 자신의 견해를 다음과 같이 밝혔습니다.

"인간의 모든 특성이 유전자 속에 영구 기록되어 있다는 유전자 결정론 그리고 유전자로 인간의 변이성을 인과적으로 완전히 설명할 수 있다는 생각. 이 모두가 틀렸습니다."

그는 이어서 인간의 놀라운 복잡성과 다양성은 유전 코드로 환원될 수 없으며 그보다는 생활환경과 습관이 중요하다고 말했습니다.

그리하여 휴먼 게놈 프로젝트에 기대를 걸었던 과학자들이 다음으로 관심을 돌린 영역은 미생물이었습니다. 미국을 비롯한 유럽 8개국은 미생물 연구 프로젝트를 진행하면서 놀라운 결과를 속속 발표했습니다. 특히 유전보다 환경이 더 중요하다는 후성 유전학 학자들의 결론은 놀라웠습니다. 개인의 인생은 부모로부터 받은 유전자가 아닌 자신이 어떻게 살아가느냐에 따라 결정된다는 것입니다! 물론 부모로부터 물려받은 유전자를 무시해도 된다는 것은 아닙니다. 하지만 내가 어떤 인생을 사느냐에 따라 유전자 발현에 영향을 미치는, 유전자를 둘러싼 구조물이 변화하고 나아가 이것이 후대로 유전됩니다.

나는 오랜 세월 자연의학 캠프를 운영하면서 식사, 운동, 생활리듬, 마음가짐 등 생활습관을 개선하자는 운동을 해오고 있습니다. 요즘 이에 대한 과학적 검증이 하나둘 이루어지고 있습니다. 더불어 최근 코로나19 사태를 겪으며 이전보다 더욱 많은 사람들이 면역의 중요성을 인지하고 생활습관 개선이 필수적이라는 사실을 깨닫고 있습니다. 늦었지만, 불행 중 다행입니다.

치병보다 중요한 예방

••

의학은 치병治病과 예방豫防의 두 갈래로 발전해왔습니다. 병이 나면 병원에서 치료를 받는 치병의학은 한국이 세계 최고 수준입니다. 더불어 우리는 전통적으로 한의학이 함께 발전해온 나라이기에 이것이 치병의학과 조화를 이루고 있습니다.

문제는 예방의학입니다. 한국인의 결정적 취약점 중 하나는 예방 개념이 부족하다는 것입니다. 안전 불감증으로 인한 사고가 우리보다 많은 나라가 또 있을까요? 예부터 유비무환有備無患, 즉 준비를 철저히 하면 화를 입을 것이 없다고 했습니다. 또 '설마가 사람 잡는다'는 말도 있지요. 건강에 관한 한 '설마 내가?' 하는 병적인 낙천성을 경계해야 합니다. 가끔 의사로서 보기에 참 아슬아슬한 경우가 너무도 많습니다.

그럼에도 불구하고 한국은 산업화 진척과 함께 그 짧은 시일에 장수국의 반열에 올랐습니다. 이에 전반적인 위생 상태나 영양·생활수준의 향상이 큰 역할을 했습니다. 많은 학자들이 한국에서 절대 빈곤이 물러난 시기를 1988년 서울 올림픽 즈음으로 봅니다. 그때까지 우리는 수천 년간 헐벗고 굶주린, 영양실조 상태였습니다. 하지만 산업사회로 접어들며 빈곤을 떨쳐내고 보건당국의 적극적인 정책을 바탕으로 짧은 시일 안에 세계적인 장수국으로 우뚝 설 수 있었습니다.

하지만 여전히 당뇨병, 고혈압, 암 등 생활습관병은 보건당국만이 아닌, 국민 각자가 스스로 책임지고 관리해야 하는 병입니다. 보건당국에서 아무리 좋은 정책을 내놓아도 국민이 따르지 않으면 무용지물입니다. 예를 들어 보건소마다 대사증후군에 대한 여러 가지 프로그램과 시책을 내놓고 있지만 상당수의 국민들이 이에 대해 관심을 갖지 않고 예방을 소홀히 하는 모습을 볼 때마다 참으로 안타깝습니다. 그래서 나는 오래 전부터 병원이나 의사 중심의 치병 시대에서 개인 중심의 예방 시대로 전환해야 한다고 주장한 바 있습니다.

여기서 예방의학의 개념을 잠깐 정리하겠습니다. 무엇보다 예방의학은 전체적total · 전인적holistic 접근이어야 합니다. 다시 말해 인체 일부분이 아닌 심신 전체가 조화롭고 균형이 잡힌 하나의 전체로서 인간에 대한 접근이어야 한다는 의미입니다.

그래서 예방의학은 다음의 1, 2, 3차 예방을 다 아우르는 개념 입니다.

- 1차 예방 : 아예 병에 걸리지 않게 방어 체력과 면역력을 튼튼히 하는 것
- 2차 예방 : 건강에 작은 이상이 생겼지만 아직 질병 단계로는 넘 어가지 않게 하는 것
- 3차 예방 : 병이 생겼으나 다른 합병증이 생기지 않게 하는 것. 예 를 들어, 당뇨병, 고혈압 등이 생긴 경우에도 이것이 폐렴, 패혈증 등의 합병증으로 발전되어 사망하지 않도록 하는 것

이 글은 코로나19 사태를 맞아 유튜브 이시형 TV에서 한국자연의학회 회원들과 함께 나눈 대담을 정리·요약한 것입니다.

이제는 예방의학, 자연의학의 시대

: 대한한의원 선재광 원장, 자연의원 조병식 원장

이시형 이번 코로나19 사태는 현대의학의 장단점을 잘 보여주고 있습니다. 한국은 그나마 방역체계를 잘 세워서 세계에 모범을 보였지만 수많은 나라들이 바이러스에 속수무책으로 당했고, 특히 현대의학의 본산인 미국의 치사율이 가장 높았습니다. 참 모순적인 상황이지요.

그래서 오늘은 코로나19 사태의 경험을 바탕으로 앞으로 의학과 의료가 어떻게 바뀌어야 할지에 대해 이야기를 나누어보겠습니다. 특히 '이제는 의료가 예방의학, 자연의학 방향으로 가야 한다'는 주제에 관해 논의해보고자 합니다. 자연의학자 두 분, 대한한의원 원장 선재광 박사와 한국자연의학회 회장이자 자연의원 원장 조병식 박사를 모셨습니다. 먼저 현대의학에서 자연의학으로 전향한 조병식 박사님께 현대의학을 전공한 의사로서 어떻게 자연의학을 연구하게 되었는지, 그 이유를 들어보 겠습니다.

조병식 저는 의과대학에서는 인체에 병이 생기는 원인과 병 리 기전들에 대해서 공부했습니다. 그런데 정작 일선에 나가보 니 이것과 전혀 상관없이 약물처방에만 의존하게 되더라고요. 게다가 약물치료로 환자들이 건강해지는 것도 아니었습니다. 그렇게 현대의학의 한계를 느끼고 다른 방법을 찾던 중 자연의 학을 만나게 되었습니다. 인체는 스스로 치유할 수 있는 능력을 가지고 있는데 이것이 자연치유력입니다. 이 자연치유력을 활 용해 정상적인 상태로 만들면 암과 만성신부전증을 비롯한 난 치성 질환들도 호전되는 임상경험을 많이 쌓을 수 있습니다. 지 금도 대학병원에서 치료가 안 되는 병을 가진 만성질환자 환우 들이 저를 찾아옵니다.

이시형 저도 비슷한 이유에서 자연의학을 공부하게 되었습니다. 수면제, 신경안정제, 처방하면 편리하죠. 그러나 이게 자칫 병을 습관성으로 만들기도 하고, 만성 환자는 약을 타러 병원에 오고 약만 먹으면 만사해결이라는 생각을 갖게 됩니다. 환자 스스로 자신의 몸을 치료할 생각은 하지 않고 아주 무능한 상태가 되어버리는 것입니다. 인간에 내재된 자연치유력을 끄집어내야 하는데 말이지요. 그 방법을 고민한 끝에 숲에 위대한 자연치유력이 있다는 사실에 주목했습니다. 이것은 홍천에 예방을 위한 건강 마을, 힐리언스선마을을 설립하게 된 배경이기도 합니다. 분명히 현대의학에 한계가 있습니다. 한의학은 자연의학을 많이 닮았지요? 한의사인 선재광 박사님은 코로나19 사태를 겪으며 현대의학을 어떻게 평가하십니까?

선재광 서양의학은 병인病因을 과학적으로 분석하고 이를 획일적·인위적으로 치료합니다. 고장 난 장기에 초점을 맞추어 모든 환자에게 성분이 똑같은 약을 처방합니다. 환자마다 개성이 다른데 말이죠. 한편 자연의학 특히 한의학에서 사용하는 한약은 복잡한 성분이라 그 근거를 확실히 밝히기 어렵지만 환자 중심의 전인적 치료를 합니다. 서양의학은 급성 의료에는 절대적인 공헌을 하지만 난치성인 만성병에 대해서는 잘 대처하지 못합니다. 한의학이 바로 여기서 힘을 발휘합니다. 환자마다 지닌 개성을 존중하고 맞춤형 치료를 합니다.

이시형 그런데 두 분 다 만성질환을 주로 치료하고 있는데, 이번 코로나19는 그와는 좀 다르지 않습니까? 감염병은 급성질환이란 말입니다. 이 감염병을 치료하는 데에도 자연의학이 도움이 될까요?

조병식 각국의 사망률 차이가 인공호흡기 보유 대수 차이에 기인한다는 평가가 있었습니다. 물론 아주 틀린 말은 아니겠지만 그렇다고 그것이 주요한 요인은 아니라고 봅니다. 그보다는 비만율의 차이가 사망률의 차이와 일치하는 것에 주목해야 합니다. 최근 기사를 보니 미국 내에서 코로나19 사망률을 비교해보니 뉴욕의 두 배인 지역이 있습니다. 비만율이 높은 지역이었습니다.

이는 평소에 어떤 음식을 주로 먹었는지, 생활습관이 어떠했는지가 건강과 면역력에 큰 차이를 가져다준다는 의미이기도 합니다. 미국에서 상대적으로 빈곤층이 많이 사는 이 지역은 저렴한 패스트푸드 위주의 식단과 운동 부족으로 인해 비만율이 높은데, 이 때문에 대부분의 주민들이 비만과 당뇨, 고혈압을 앓고 있었고 이것이 코로나19 발병과 함께 사망으로 이어지는 경우가 많았던 것입니다.

이것은 한국인들이 코로나19에 강한 이유를 설명할 때와 일맥상통합니다. 인공호흡기를 많이 갖추어두면 사망률을 조금 줄일 수 있겠지만, 그보다 평소 건강식인 한식을 먹고 운동을 챙겨서 하는 것이 사망률을 낮추어 준다는 의미입니다. 이는 치료의학 중심인 현대의학으로 절대 해결할 수 없는 부분입니다.

자연치유력, 면역력을 높여 질병을 예방하고 치유하는 것은 자연의학으로 가능합니다. 따라서 저는 자연의학이 만성질환을 치료할 때뿐만 아니라 감염병을 예방하고 사망률을 낮추는 데에도 반드시 필요하다고 생각합니다.

이시형 저도 현대의학이 치료의학에 치중되어 있는 문제점이 이번 사태를 통해 극명히 드러났다고 생각합니다. 현대의학에도 예방의학이 존재하기는 합니다. 하지만 이 분야가 더 발전해 우리 사회에 좀 더 큰 공헌을 해주었으면 하는 바람이 있습니다. 결국 코로나19 사태를 계기로 우리 의학이 예방의학 중심으로 그 패러다임이 바뀌어야 한다고 생각합니다. 선재광 박사님 생각은 어떻습니까?

선재광 병에 걸려야 비로소 병원에 가서 치료하는 시대를 거쳐 이제는 예방의학의 시대입니다. 한의학이 공헌해야 할 부분이 바로 여기에 있습니다. 한의, 서의가 서로 마음을 열고 협진한다면 한국 의학은 단연 세계 제일이 될 것입니다.

이시형 예방의학이 곧 자연의학이라는 말씀이네요. 예방의학은 공중보건 차원에서도 중요하죠. 한국의 보건소에서 고혈압, 당뇨병 관리사업을 하고 있는데 이런 것을 좀 더 실속 있게 진행하면 감염병을 예방하는 데에도 크게 기여할 수 있을 것입니다. 또 우리가 바이러스를 극복하기 위해서는 어떤 조치들이 필요할까요?

조병식 감염병 예방은 물론 치료제 개발을 위해서도 꼭 필요한 것이 바로 자연의학입니다. 2가지를 말씀드리고 싶은데, 저희 병원에 오시는 분들은 대부분 암과 대사증후군 합병증으로, 이른바 기저질환을 가진 위험군에 속합니다. 그런데 코로나19가 본격적으로 퍼지기 시작한 2020년 2월 초부터 4월까지 제가 진료한 환자가 200명이 넘지만 코로나19에 감염된 사람은 아직 1명도 없습니다. 그 이유는 식이요법과 운동으로 생활관리를 하고 미네랄과 비타민, 오메가지방산과 같은 항산화물질과 파이토케미컬이 풍부한 메디컬 푸드medical food(치료 효과가 있거나 건강에 도움이 되는 식품)를 복용하게 한 데에도 있다고 봅니다. 즉 면역력을 높이고 염증과 면역반응을 완화하는 디테르페노이드 성분을 함유한 프로폴리스 그리고 커큐민 성분을 함유한 강황, 아연 등 바이러스를 억제하는 식물 영양소를 사용한 것이 환자들의 면역력 강화에 도움을 주었다고 봅니다.

한국에는 거의 모든 호흡기 바이러스에 효과적인 치료제가 이미 개발되어 있습니다. 저는 이 치료제가 코로나19에 대해서도 효과가 있을 것으로 기대했죠. 그런데 그 치료제가 단지 한약이라는 이유로 식약처 임상허가를 받지 못해 빛을 못 보고 있습니다. 그런데 최근 중국에서 이 치료제를 연구하기로 했다는 소식을 들었습니다. 한국에서 코로나19 치료제 개발을 벌써 끝냈을 수도 있었을 텐데 정말 안타까운 일이죠. 백신과 화학적인 치료제 개발은 사실상 쉽지 않고 시간이 많이 걸리는 일입니다. 그런데 바이러스를 억제하고 치료할 수 있는 천연물은 여러 가지가 있어요. 그런데도 우리나라에는 여전히 천연물은 약으로 보지 않는 닫힌 사고가 팽배해 있습니다. 이것은 분명 바뀌어야 한다고 생각합니다.

이시형 이번 코로나19 사태를 통해 현대의학의 패러다임만으로 감염병 문제를 해결하는 데 많은 한계가 있다는 것이 드러났습니다. 바이러스를 이길 수 있는 최선의 방법은 면역력이라는 데 대해 대부분의 의사들이 동의할 것입니다. 그렇다면 사람들의 면역력을 높이는 데 의학이 자신의 역할을 다 할 수 있어야 할 것입니다. 마지막으로 두 분 말씀을 듣고 정리하겠습니다.

선재광 체온을 높이고 피를 맑게 하는 게 무엇보다 중요한 치료 수순입니다. 한의학과 자연의학이 서양의 치료의학과 열린 마음으로 만나 통합의료를 펼칠 수 있도록 서로 마음을 열어야 합니다. 시대가 바뀌면 제도도 바뀌어야 합니다.

조병식 열린 의학, 통합의료. 전적으로 찬성입니다. 특히 감염병의 예방과 치료에는 이것이 절대적으로 필요한 수순이라고 생각합니다.

2장

당신의 면역 나이는
몇 살입니까?

면역력이 곧 생명력

우리 몸은 끊임없이 세균, 박테리아, 바이러스 등 외적의 침입을 받습니다. 동시에 활성산소, 암세포 등 내부의 공격을 받고 있기도 합니다. 몸의 안팎을 가리지 않고 어디 하나 허점이 생기면 이것이 곧 질병으로 발전합니다. 따라서 24시간 우리 몸을 지켜주는 상비군이 필요한데 이것이 곧 면역력입니다. 면역력이 생명력입니다. 면역력이 튼튼해야 몸 안팎의 적으로부터 우리 몸을 안전하게 지켜낼 수 있습니다. 아래에 열거한 것은 면역력의 주요 기능입니다. 이것만 보아도 면역력이 우리의 생명력과 직결되어 있음을 금세 알 수 있습니다.

면역력의 주요 기능
- 방어 : 외부에서 침입하는 세균, 바이러스, 독성물질로부터 인체

를 지킴

- 정화 : 각종 오염물질과 중금속, 면역세포가 퇴치한 세균, 바이러 스 등을 청소 및 배출
- 훼손된 기관을 재생하여 건강을 회복
- 인체에 침입한 각종 질병 인자(항원)를 기억하여 다시 이들이 침 입해올 시 항체를 만들어 대항
- 노화 지연
- 균형 잡힌 심신 건강 유지

면역은 의학이 발달하고 그 기전이 규명되면서 이름이 자꾸 길어지고 있습니다. 면역에 관여하는 시스템이 굉장히 많기 때 문입니다. 우선, 면역계가 감정과 정신의 영향을 받는다는 점이 드러나면서 면역을 '정신면역학Psychoimmunology'으로 명명했습니 다. 이후 면역과 자율신경계의 관계가 밝혀지면서 '정신신경면 역학Psychoneuroimmunology : PNI'이라 불리게 되었습니다. 요즘은 여 기에 '내분비endo'까지 붙어 이름이 더 길어졌습니다.

면역계를 구성하는 데에는 우리 인체의 생명과 직결된 4대 시스템이 관여합니다. 면역에 관여하는 4대 시스템은 다음과 같습니다.

- 정신계 : 어떤 마음을 먹느냐에 따라 분비되는 신경전달물질이 달라진다.
- 신경계 : 면역에 관련되는 자율신경계는 교감신경과 부교감신경으로 구성되어 있는데, 대체로 교감신경 대 부교감신경의 활성도 비율이 6:4 정도일 때 균형 잡힌 건강한 상태로 본다.
- 내분비계 : 정신신경 상태에 따라 내분비 대사도 크게 영향을 받는다.
- 면역계 : 사이토카인 등의 분비로 면역 활동에 관여한다.

위의 4대 시스템은 시상하부의 좁은 곳에 모여 있으면서 각각 독자적인 기능을 함과 동시에 다른 시스템과 협동 및 조화를 위한 기능도 합니다. 따라서 하나가 고장 나면 다른 기관에도 고장이 나기 때문에 면역에 문제가 생기면 신체의 여러 기관에 광범위한 문제가 발생합니다. 다시 말해 면역계는 어느 하나의 단일 인자만이 아닌 전체적인 시스템total system입니다.

면역력은 어디서 만들어질까?

∞

면역력은 대체로 장에서 70퍼센트, 나머지는 뇌(마음)에서 30퍼센트가량 만들어집니다. 면역력을 높이는 방법은 간단합니다. 면역계 세포의 약 70퍼센트가 모여 있는 점막, 특히 대장 점막을 활성화하는 장내 유익균의 종류와 수를 올리는 것입니다.

이를 위한 구체적인 방법은 다음과 같습니다.

- 곡물류, 채소류, 콩류, 과일류 등 장내세균의 먹이를 섭취한다.
- 방부제, 첨가물, 농약, 비료 등이 함유된 식품 섭취를 줄인다.
- 발효 식품, 올리고당 등을 많이 섭취한다.

장내 유익균을 프로바이오틱스probiotics라고 합니다. 프로바이오틱스를 늘리기 위해서는 발효식품을 섭취해야 합니다. 김치,

요구르트, 청국장(낫토) 등이 이에 속하는데, 이 발효식품이 몸에 들어오면 장내 유익균을 늘리는 데 도움이 됩니다. 프리바이오틱스prebiotics는 장내 유익균의 먹이입니다. 올리고당, 수용성 식이섬유, 당알코올 등이 이에 속합니다. 최근에는 위의 둘을 모두 합친 신바이오틱스synbiotics를 섭취하는 것도 권유합니다.

장내 유익균을 늘리는 것 외에 면역력을 높이는 또 다른 방법은 마음을 밝고 긍정적으로 가지며 자율신경을 균형에 맞게 조절하는 것입니다. 이를 위한 방법은 다음과 같습니다.

- 잘 웃고 즐거운 마음을 가진다.
- 긍정적·적극적 사고를 한다.
- 자연을 가까이 한다.
- 규칙적인 생활을 한다.
- 적절한 운동을 한다.
- 스트레스에 과학적으로 대처한다.
- 행복 호르몬 세로토닌이 잘 분비되는 온전한 삶을 추구한다.

우리 몸의 이중 방어기능

●●

면역에는 자연면역계와 획득면역계가 있습니다. 평소에는 자연면역계가 활동합니다. 그런데 이것으로 모자라면 획득면역계가 출동합니다. 자연면역계는 상설 방어부대, 획득면역계는 비상시 동원되는 특별 방어부대라고 보면 됩니다.

자연면역계의 무기는 보체補體, 리소좀, 인터페론 등의 가용성可溶性 물질이며 이 액상 물질들이 세균을 덮어 무력화합니다. 그리고 매크로파지(대식세포), 과립구(호중구), NK세포와 같은 세포성 물질도 있습니다. 이 중 특히 NK세포는 몸안을 순찰하면서 암세포 등을 발견하면 공격하고 파괴합니다. 우리 몸속에는 하루 약 5,000개의 암세포가 생기지만 NK세포가 킬러T세포와 함께 이를 처리하기 때문에 암이 발생하지 않습니다. 특히 이 NK세포는 정신적 영향과 스트레스에 아주 민감하게 반응하며 나이가 들면 줄어듭니다.

한편 획득면역계는 항체, T세포 등을 사용하여 세균과 바이러스 등을 공격하는 시스템입니다. 한번 병에 걸려 항체가 생기면 다음번 세균과 바이러스가 공격해올 때 지난번 만들어 놓은 항체를 내보내 즉각 격퇴합니다. 획득면역계를 담당하는 B세포나 T세포는 아주 강해서 나이를 먹는 것에 큰 영향을 받지 않고 우리 몸을 지켜줍니다. 획득면역계에도 액성면역과 세포성면역이 있으며, 각각 TH-1, TH-2라고 하는 세포가 담당합니다. 주역은 T세포입니다.

면역의 주력 부대

이처럼 우리 몸속에는 여러 기관이 면역에 관여하고 있으며 또한 면역에는 자연면역과 획득면역, 획득면역 중에도 액성면역과 세포성면역이 있습니다. 그런데 이 중 가장 강력한 힘을 가진, 면역의 주력 부대는 혈중 백혈구입니다.

다음 그림은 백혈구의 분화를 도식으로 나타낸 것입니다. 백혈구는 크게 단구, 임파구, 과립구로 나뉘는데, 그 아래에는 다양한 기능의 면역 담당 세포들이 있습니다. 그중 면역에 직접

관여하고 있는 세포는 짙은 색으로 표시한 것입니다. 백혈구의
종류는 다음과 같이 나누어 볼 수 있습니다.

- 외적을 발견하는 세포
- 정보 전달 세포
- 외적에 공격 명령을 내리는 세포
- 외적을 공격하는 세포

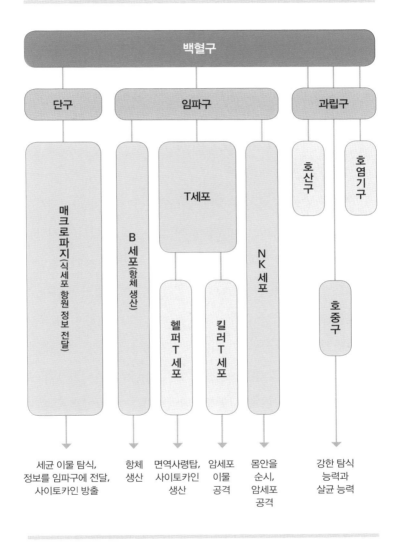

백혈구

단구

임파구

과립구

호산구

호염기구

매크로파지(식세포 항원 정보 전달)

B세포(항체 생산)

T세포

헬퍼T세포

킬러T세포

NK세포

호중구

세균 이물 탐식, 정보를 임파구에 전달, 사이토카인 방출

항체 생산

면역사령탑, 사이토카인 생산

암세포 이물 공격

몸안을 순시, 암세포 공격

강한 탐식 능력과 살균 능력

면역력도 측정할 수 있을까?

●●

많은 사람들이 자신의 면역력이 얼마나 강한지 궁금해합니다. 면역력을 측정하려면 어떻게 해야 하는지 문의하는 사람도 많습니다. 사실 면역력을 정확히 측정할 수 있는 방법은 없습니다. 앞서 설명했듯이 면역 기능에 관여하는 시스템이 워낙 많기 때문입니다.

면역에는 여러 시스템(계係)이 동원됩니다. 정신계, 신경계, 내분비계와 면역계가 함께 관여하여 면역력을 만듭니다. 따라서 어느 하나만 측정한다고 해서 면역력의 정도를 알아낼 수 없습니다. 개개의 부품을 조사한다고 그 기기 전체의 기능을 측정할 수 없는 이치와 같습니다.

이 책에 인체의 여러 기능들을 점검하는 체크리스트가 다양하게 실려 있는 이유도 그 때문입니다. 면역력에 영향을 주는 여러 시스템을 두루 점검해봄으로써 이를 바탕으로 면역력의 단편들이나마 파악해보려는 것입니다. 이런 한계점을 이해한 상태에서 다음의 면역력 검사 방법을 참고로 하면 좋겠습니다.

백혈구 분획검사

면역의 주력부대는 백혈구로 그 안에는 여러 기능을 달리하는 세포들이 많이 있습니다. 따라서 백혈구의 분획검사를 해보면 전체적인 면역력 윤곽을 파악하는 데 상당한 도움이 됩니다. 특히 중요한 것은 임파구 그리고 호중구, 호산구, 호염기구를 아울러 이르는 과립구의 비율입니다. 자율신경이 균형을 이룰 때는 혈액 1마이크로리터(100만 분의 1리터)당 5,000~8,000개의 백혈구가 포함되어 있으며, 과립구와 임파구 비율은 50~60퍼센트 대 35~41퍼센트입니다. 이 비율이 유지되면 대체로 면역력이 충분한 상태라 볼 수 있습니다. 물론 이 검사만으로 면역 전반을 이야기할 수는 없습니다. 하지만 이 검사는 어느 병원에서나 할 수 있는 꽤 손쉬운 방법으로 지금 내 면역력의 상태 전반을 간략히 파악해보는 데에는 도움이 됩니다. 한 번의 검사만으로는 충분하지 않고 3개월에 한 번쯤 시행해 앞으로의 치료

방향을 가늠하면 좋습니다.

항체검사

항체는 외부에서 나쁜 이물질(항원)이 들어오면 이를 퇴치하기 위해 생깁니다. 항체는 면역체계의 일부입니다. 면역글로불린이라 불리기도 하는 항체는 바이러스, 박테리아, 화학물질 또는 독소와 같은 미세한 외적의 침입으로부터 우리를 보호해줍니다. 몸안에서 만들어진 항체는 고유의 항원에만 작용합니다. 다시 말해 특정 항체는 특정 항원과 함께 항원-항체 복합체를 이뤄 작동합니다.

면역글로불린에는 5가지 종류(IgM, IgG, IgE, IgA, IgO)가 있습니다. 채혈을 통한 항체검사antibody testing는 이러한 다양한 종류의 항체의 수준을 모두 측정하는 포괄검사는 아닙니다. 앞서 말했듯이 특정 항체는 특정 항원에만 반응하는, 아주 개별적인 것이기 때문입니다. 최근에는 침으로 하는 IgA 검사도 개발되어 이를 알레르기나 복강질환의 진단에 사용하고 있습니다.

바이브라 이미지 시스템(마인드인)

　면역력을 직접 측정하는 것은 아니지만 대체적으로 파악해보고 싶을 때 유용한 검사 방법입니다. 비접촉식 측정을 통해 1분 이내 검사가 완료되며, 심리·생리 상태를 분석, 다양한 영역에 대한 측정이 가능합니다.

　마인드인 기술은 변연계limbic system와 광범위하게 연결되어 있는 우리 몸의 전정前庭(속귀에서 평형감각을 맡고 있는 부분) 기관이 감정과 밀접한 연관성이 있다고 주장한 오스트리아의 의학자 로버트 바라니의 노벨상 이론에 의거합니다. 만약 감정 상태에 변이가 생기는 경우 전정 반사 및 감각, 운동 반사에도 또한 변이가 나타나고 이것이 머리의 미세 진동 변수들에도 변화를 일으켜 감정 상태를 파악할 수 있게 해줍니다.

마인드인 검사를 통해 측정 가능한 주요 영역

- 공격성
- 스트레스
- 불안·긴장
- 의심
- 균형(신체 밸런스)

- 매력(리더십)
- 에너지
- 불안정한 감정 억제력
- 신경증
- 자기조절

추가 영역
- 집중력
- 활력
- 뇌 피로

면역력이 약해지고 있음을 나타내는 징후

- 구내염에 자주 걸린다.
- 감기에 자주 걸리고, 낫는 데 시간이 오래 걸린다.
- 피부가 거칠고 염증이 잘 생긴다.
- 상처가 잘 나고 오래 간다.
- 설사와 변비가 잦다.
- 수면 부족이다.
- 몸이 차다.

- 마음이 침울하다.
- 생기가 없다.
- 소화가 잘 안 된다.

위 문항 중 4개 이상에 해당한다면 면역력이 약해지고 있다는 의미입니다. 면역력이 더 이상 약해지지 않도록 면역력 증강을 위해 노력해야 합니다.

현대의학의 면역력 증강법

●●

　면역력 향상을 위해 현대의학도 많은 연구를 시도해오고 있습니다. 미국에서는 1950년대부터 많은 전문가들의 꾸준한 연구 개발로 총 26가지 항체가 포함된 초면역우유hyper immune milk를 시판하고 있으며 수많은 연구논문을 통해 초면역우유의 놀라운 질병 개선 효과가 보고되고 있습니다.

　이외에 면역 강화에 직접적인 영향을 주는 치료 기법들도 개발되고 있는데, 그중 하나가 줄기세포입니다. 우리나라에서 황우석 박사팀이 선도적 역할을 해왔으나 그의 논문에 결격 사항이 드러나면서 보건당국을 비롯한 많은 사람들이 줄기세포 자체를 회의적인 시각으로 보게 되었습니다. 하지만 해외에서는 여전히 이 줄기세포에 대한 임상연구가 활발하게 진행 중이며, 탁월한 결과 또한 속속 발표되고 있습니다.

한편 면역과 관계되는 매크로파지와 관련한 면역 증강법이 우리 기술진에 의해 연구, 개발되어 큰 관심을 끌고 있습니다. 이는 쉽게 말해 자신의 면역세포를 추출하여 외부에서 증식한 후 이것을 다시 몸속에 되돌려 넣어 면역력을 키우는 기술입니다.

이외에도 수소의 임상효과에 대한 많은 연구논문이 있습니다(2020년 기준으로 약 1,500개). 주된 효과는 광범위한 항산화 작용입니다. 일단 수소는 어떠한 부작용도 보고된 바 없는 안전한 물질입니다. 수소를 복용하는 방법은 다양한데, 가스 형태로 흡음吸飮, 마시기, 주사, 목욕 등이 있으며 방법에 관계없이 항산화 효과가 매우 탁월하게 나타납니다. 이외에도 수소는 항염증, 항알러지, 항세포사anti-apoptotic에 효과가 있고, 에너지 생산을 촉진합니다. 우리나라도 수소 활용에 대한 까다로운 규제가 많이 풀린 상태라 임상에 폭넓게 응용할 수 있으리라 기대합니다.

자연면역력을 강화하는 비결

●●

    면역에 있어 가장 기본적인 것은 자연면역력입니다. 면역력을 높이는 것도 중요하지만 이미 갖고 있는 면역력이 떨어지지 않게 유지하는 것이 우선입니다. 이때 중요한 것은 장내 환경을 잘 정비하고 유지하는 것인데 이를 방해하는 요소로 다음의 몇 가지가 있습니다.

- 식생활의 서구화
- 체내 리듬의 변화 : 불규칙한 생활과 화려한 밤 문화, 폭식, 폭음, 수면 부족 등
- 스트레스와 과로 : 도시 생활, 환경의 변화, 복잡한 업무와 인간 관계
- 운동 부족

이런 요인들은 장내 환경을 망가뜨려 면역력을 떨어뜨립니다. 여기에 고령화까지 진행되면 면역력은 본격적으로 떨어지기 시작합니다. 저하된 자연면역력을 올리기 위해서는 인류가 지금까지 이 지구상에 살아남을 수 있었던 역사를 되돌아볼 필요가 있습니다.

인류는 기생충, 세균, 바이러스 등의 미생물의 위협에 끊임없이 시달렸습니다. 하지만 인류는 강력한 방어 시스템을 갖춰 이들과의 전쟁에서 이겨왔습니다. 특히 균류, 곰팡이, 효모의 세포벽에 존재하는 베타글루칸β-glucan의 강력한 면역증강물질 덕분에 각종 미생물의 공격에 반격할 수 있었습니다.

옛날 인간이 먹는 음식에는 효모, 곰팡이, 균류 등이 묻어 있었습니다. 하지만 농약, 비료 사용이 늘어나 이들을 없애버림으로써 자연면역력이 떨어졌습니다. 다시 말해 '청결사회'가 우리 몸속에 필요한 것들을 추방함에 따라 면역력 저하가 더욱 심해진 것입니다.

우리 몸을 구성하고 있는 세포나 면역 시스템은 만 년 전과 달라진 게 없습니다. 하지만 현대인은 문명사회를 살아가며 자연과 유리된 생활을 하고 있지요. 면역력 저하는 필연적인 결과일 수밖에 없습니다. 만약 우리가 만 년 전의 생활환경과 조금이라도 가까워질 수 있다면, 몸의 반응은 급속히 활기를 띠고 면역력도 올라갈 것입니다. 그러니 되도록 자연 속에서 기른 식품을 섭취하는 것이 중요합니다.

이러한 맥락에서 유기농 식품을 섭취하는 것이 매우 중요합니다(이에 대해서는 6장에서 보다 자세히 설명하겠습니다). 유기농 식품 외에 면역력을 키워주는 식품으로 특히 많은 학자들이 벌꿀에 주목하고 있습니다. 식물의 수액 등으로 만들어진 프로폴리스는 항균 작용이나 항암·항염 작용 외에도 강력한 면역 활성화 작용이 있습니다.(이는 4장에서 자세히 설명하겠습니다.)

나이가 들어도 면역력을 지키려면

나이를 먹을수록 면역이나 모든 인체 방어 시스템이 약해집니다. 더구나 인류가 이렇게 오래까지 살아본 역사가 없습니다. 그러니 초고령자에 대한 인체 방어 시스템을 새로이 보강할 필요가 있습니다. 일단 이러한 상황에서 고령자의 면역 취약점을 보완하기 위해 우리 몸에 존재하는 면역 강화 방식 그리고 우리가 취할 수 있는 생활습관을 요약하면 다음과 같습니다.

• 나이가 많을수록 감염 경험이 축적되어 바이러스와 싸워 이기는

전술 능력이 탁월해진다. 한마디로 백전노장의 지혜다.

- 노화로 자연면역이 약해지더라도 획득면역을 담당하는 B세포나 T세포는 기본적으로 강한 상태를 유지해 고령에 큰 영향을 받지 않는다.
- 나이가 들어도 점막 주변 임파 조직의 면역 능력은 유지된다.
- 나이가 들면 암 발생률은 증가하지만, 암세포의 활성도나 기능은 감소한다. 따라서 암세포의 증식률도 떨어진다.
- 무리한 생활을 하지 않고 평소 면역에 대해 신경을 쓰며 생활습관을 잘 다듬어야 한다.
- 유전자보다 더 중요한 것은 건강한 생활환경이나 생활습관이라는 사실을 명심하자.
- 부족하기 쉬운 미네랄 등을 보충해 영양 균형을 잘 맞춘다.
- 자신의 체력에 맞는 적절한 운동을 한다.
- 보람 있는 일을 함으로써 활기차고 긍지 넘치는 생활을 한다.
- 효소를 아껴 쓴다.

병원에 가기 전이 중요하다

●●

의학은 크게 3가지로 분류할 수 있습니다. 근대 서양의학, 전통 서양의학, 동양의학이 바로 그것입니다. 일반적으로 우리가 현대의 병원에서 접할 수 있는 의학의 뿌리는 근대 서양의학에 있습니다. 근대 서양의학은 프랑스 혁명을 얼마 남겨놓지 않은 시점, 파리에 병원이 세워지고 여기에 젊은 의사들이 자유·평등·박애의 기치를 내걸고 일반 대중을 상대로 진료하면서 시작되었습니다. 길게는 200년, 본격적으로는 100년 남짓한 역사를 가진 근대 서양의학은 수천 년 전부터 전해 내려온 전통 서양의학과는 근본적으로 다른 관점을 갖고 있습니다.

전통 서양의학은 인간 전체를 보는 전인적 관점의 자연의학입니다. 그러나 근대 서양의학은 병을 약과 수술로 치료하는 식의 완전히 다른 형태의 의학으로 변모했습니다. 근대 서양의학은 나타난 증상을 어떻게 없앨 것인가에만 집중합니다. 장기에 병변이 생기면 그제야 진단을 내리고 보험을 적용합니다. 그래서 근대 서양의학을 '장기병변의학'이라고도 부릅니다. 이러한 근대 서양의학의 발달과 함께 허브, 아로마 등 수천 년 전해 내려오는 자연치료를 근간으로 하는 전통 서양의학의 치료법은 뒷전으로 밀려났습니다.

근대 서양의학은 인간을 하나의 '물物(객체)'로 보고 약품에 의존해 치료합니다. 그러다 보니 인간의 존엄이나 정서적인 측면을 도외시하고 국소의 병만 보는 경향이 있습니다. 이에 반해 전통 서양의학은 중국 의학, 인도의 아유르베다, 한국의 한의학 등과 같이 각 나라의 환경적 요인을 감안해 독자적으로 발달해온 전통의학과 맥을 같이 합니다.

또한 전통 서양의학은 허브나 아로마 약초 등으로 만든 복합 성분을 써서 치료합니다. 이에 반해 근대 서양의학은 단일 성분의 인공 화학제품을 씁니다. 따라서 근대 서양의학은 급성병에는 효과적이지만 만성질환이나 병의 근본을 치료하는 데에는 약합니다. 물론 복합 성분으로 치료약을 만드는 전통 서양의학은 약에 대한 성분 해명을 잘 하지 못하고 과학적 근거를 찾는 데 어려움이 있을 수밖에 없습니다. 하지만 사람을 치유하는 일에 있어 과학적으로 설명할 수 없는 부분이 너무 많지요 그럼에도 불구하고 근대 서양의학은 검사와 그 결과에 따라 약을 증감하고 혹은 다른 성분의 약을 쓰는 식으로 단일 수치에만 몰두하고 있으니 인간 전체를 보는 전인적 접근에는 한계가 있습니다.

'할머니의 주머니'에 든 지혜

근대 서양의학에 뿌리를 둔 오늘날의 병원은 흡사 약을 타러 가는 곳이 되어버린 것 같습니다. 의사들은 환자에게 한 번에 다양한 종류의 약을 처방합니다. 이를 '폴리파머시polypharmacy'라고 합니다. 감기약에 항생제, 위장약, 비타민 등등 꼭 필요하지도 않은 약을 한 보따리씩 안겨주는 식입니다. 그러니 집집마다 남은 약이 넘쳐납니다. 일본에서는 연간 약 5,000억 원 이상으로 추산되는 잔약이 큰 사회문제로 대두되기도 했습니다.

문제는 여기서 끝이 아닙니다. 처방약을 받은 환자는 안심합니다. 약만 먹으면 된다고 생각하고 달리 몸에 대해 관심을 기울이지 않는 것입니다. 병이 났다는 것은 몸이 보내는 경고 신호입니다. 생활 어딘가에 문제가 생겼으니 이를 교정하라는 의미입니다. 문제의 원인은 환자 자신이 가장 잘 압니다. 그러니 이를 교정해야 할 사람도 환자 자신입니다. 그런데도 병원 약을 타 먹는 이상 개선할 생각 자체를 안 하게 됩니다. 몸이 보내는 중요한 신호를 약으로 없애버리고는 정작 환자 자신은 무능력한 상태에 빠져버리고 맙니다.

우리 인간에게는 저마다 위대한 자연치유력이 내재해 있습니다. 유럽에 가보면 병원이나 약국이 아닌, 허브나 아로마를 판매하는 가게들이 꽤 많습니다. 이처럼 조상 대대로 전해 내려온, '할머니의 주머니'에 든 지혜를 먼저 끄집어내야 합니다. 병원에 가기 전에 내 몸에 왜 이런 문제가 생겼는지 생각해보아야 합니다.

한밤중에 잠이 안 온다고 간호실을 찾은 환자, 어떻게 치료해야 할까요 쉽게는 수면제가 제일 빠른 효과를 나타낼 것입니다. 하지만 간호사는 환자를 데리고 아래층 카페에 가서 따뜻한 차 한 잔을 시킨 후 이런저런 세상 이야기를 나눕니다. 그렇게 시간이 어느 정도 흐르자 환자는 자러 가겠다고 합니다.

또 다른 예를 들어볼까요. 몸살은 하루아침에 오지 않습니다. 며칠 전부터 쉬라는 신호가 옵니다. 피곤하고 일에 능률도 안 오르고 밥맛도 없고…… 몸이 쉬라는 신호를 여러 차례 보내는 겁니다. 그러나 처리해야 할 일이 많다거나 일에 너무 열중한 나머지 그 신호를 두뇌의 시상하부에서 알아듣지 못합니다. 혹은 알아듣고서도 처리해야 할 일이 많다는 이유로 전두엽에서 휴식을 연기합니다. 얼마간은 이런 상태로 버틸 수 있습니다. 하지만 신체의 항상성 기능이 무너질 정도가 되면 결국 몸이 말을 안 듣습니다. 고열이 나며 온몸이 아파 도저히 일을 못하는 상태가 됩니다. 몸이 제발 좀 쉬라며 더욱 강력한 명령을 내리는 것입니다. 따지고 보면 이것도 하늘이 내린 선물입니다. 그만큼 했으니 오늘은 쉬라는 뜻입니다. 밥맛도 없습니다. 먹으면 또 힘이 나서 일하러 갈 테니까 밥맛도 앗아간 것입니다. 다리가 후들거립니다. 그 정도로 몸이 피로해 있었다는 뜻입니다. 그렇게 하루이틀 앓고 나면 하늘을 날 것처럼 몸이 가벼워집니다. 이것이 몸살의 의미입니다. 과로로 진짜 죽기 전에 휴식할 수 있도록 슬쩍 뻗게 만든 후 자연치유력으로 병을 이겨내는 것입니다.

그런데 보통 몸살에 감기 증상까지 겹쳐 오는 경우가 많습니다. 왜 그럴까요? 감기는 찬바람을 쐬면 옵니다. 몸이 과로 상태에 있다는 것은 그만큼 면역력이 저하된 상태라는 의미입니다. 으슬으슬 춥습니다. 며칠 전 감기에 걸린 것이지요. 감기 바이러스는 잠복기가 있어 며칠 후 증상이 나타나니까요. 감기에 걸릴 조건과 몸살이 날 조건이 딱 겹친 것입니다. 체온이 1도 떨어지면 면역력은 30퍼센트, 대사량은 12퍼센트 떨어집니다. 이

때는 임파구 분열이 평소의 1,000배로 증가합니다. 2~3일 후 전투 준비가 완료되면 발열, 콧물, 재채기, 전신통 등 몸살인지 감기인지 구별이 안 되게 함께 옵니다. 정양靜養(몸과 마음을 안정하여 휴양함)하라는 강력한 명령입니다. 짐승도 아프면 먹지 않고 한쪽 구석에 가서 정양합니다.

이때 온몸에 열도 나는데 발열은 몸을 따뜻이 하려는 방어 본능입니다. 그런데 이 열을 해열제로 식히면 치유 과정을 방해하는 결과를 초래합니다. 우리 조상들은 감기가 오면 군불을 뜨끈하게 땐 방에서 뜨거운 국물을 훌훌 마시고 땀을 흘리며 감기를 거뜬히 이겨냈습니다. 이열치열以熱治熱입니다. 그런데 이를 근대 서양의학에서는 대치대결對治對決하려고만 합니다. 전통의학처럼 동치同治할 줄을 모릅니다. 다시 말해, 서양의학은 병에 맞서 이김으로써 이상 증상을 없애려고만 하는데, 동양의 전통의학은 열은 열로 다스리는 식으로 이상 증상을 없애지 않고 함께 품고 갑니다.

감기에 걸리기 전 몸이 신호를 보내듯이, 성인병과 같은 생활습관병도 발병하기 전 즉 장기에 병변이 생기기 전 신호가 옵니다. 하지만 많은 환자들이 이 신호를 무시합니다. '문제가 생기면 그때 병원에 가면 되겠지' 하고는 자기 몸의 신호를 들으려 하지도 않는 까닭입니다. 하지만 약이 병을 고치지 않습니다. 병을 고치는 것은 우리 몸에 내재된 자연치유력입니다.

치유에는 과학적으로 설명되지 않는 부분이 너무 많습니다. 여전히 많은 의사들이 생명의 신비를 신뢰합니다. 그러니 병이 나면 병원에 가기 전에 이 병이 왜 생겼을까를 잘 생각해보고 몸안의 자연치유력이 발휘될 수 있도록 노력해야 합니다. 해결책은 의사나 약에 있지 않습니다. 환자에게 있습니다. 또한 수천 년의 역사와 전통을 갖고 있는 전통적 치유 방식의 노숙한 경험을 신뢰해야 합니다. 허브나 아로마 등 복합성분에는 주된 치료 기능이나 기전을 설명하기 힘든 경우가 많습니다. 시간이 좀 걸리더라도 더 온전한 효과를 나타내는 전인적 치료, 자연치유력을 믿어야 합니다.

코로나19 사태를 겪으면서 얻은 가장 큰 교훈은 치병보다 예방이 우선이라는 사실입니다. 그런데 예방의학을 실천하려면 근대 서양의학의 관점만으로 접근해서는 한계가 있을 수밖에 없습니다. 근대 서양의학이 전통 서양의학 그리고 동양의학과 함께하는, 통합적인 방향으로 나아갈 때 진정한 의미의 예방의학 실천이 가능합니다.

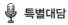 **특별대담**

코로나19를 이기기 위한 최선의 방법, 면역력
: 대한한의원 선재광 원장, 자연의원 조병식 원장

이시형 그간 면역력의 중요성에 대한 논의가 많이 있었지만, 앞으로 다가올 예방의학 시대에도 여전히 강조해야 할 것이 바로 면역력입니다. 이에 대한 조병식 박사님의 생각부터 들어보겠습니다.

조병식 면역이란 생체에 위해가 되는 혹은 부적합한 이질물이 몸에 들어왔을 때 이를 배제하고 생체를 올바르게 유지하는 힘입니다. 한마디로 인체의 방어 시스템이라고 할 수 있습니다. 예를 들어 미생물 감염 방어와 변이세포 제거가 대표적입니다.

에이즈의 원인 바이러스인 HIV를 발견한 노벨상 수상자 뤼크 몽타니에가 이런 말을 했습니다. "건강한 사람들의 면역력이란 HIV조차 물리칠 수 있을 정도로 강력하다"라고요. 코로나19에 감염되거나 감염되지 않는 차이, 감염되어도 감기 정도로 가볍게 앓고 완치되는 사람과 그렇지 않는 사람의 차이는 바로 그 사람이 가진 면역력에 있습니다. 그래서 사실 건강한 사람이라면 코로나19에 대해 지나친 공포심을 가질 이유가 없습니다.

이시형 면역력을 높이는 방법인 식이요법과 세로토닌에 대해서도 말씀해주시지요.

선재광 면역력을 만드는 데 가장 중요한 것은 먹거리입니다. 면역은 영양과 직결되어 있기 때문이지요. 식품산업의 발전으로 먹거리는 풍부한데, 정작 현대인들의 영양에는 여전히 많은 문제가 있습니다. 자연식품보다는 가공식품을 즐겨먹고, 자연식품을 먹더라도 그 안에 함유된 영양소가 예전만 못한 '쭉정이'라는 데에서 오는 문제도 있습니다. 식재료는 가공할수록 영양가가 훼손됩니다. 요즘 대부분의 자연 식재료들이 화학농법과 하우스 재배로 길러진 것이기에 미네랄과 비타민이 많이 부족합니다. 그래서 현대인들이 과거보다 잘 먹고 있음에도 불구하고 미네랄과 비타민, 오메가 지방산과 같은 영양소가 부족한 경우가 많아 면역력이 떨어지는 것이죠. 풍요 속의 결핍입니다.

조병식 네, 그렇습니다. 그 부족한 영양소들이 다 항산화 물질이거든요. 이게 부족하면 우리 몸이 산성화되어 염증이 잘 생기고 면역력이 떨어집니다. 그래서 면역력을 높이는 식이요법은 먼저 항산화 물질이 풍부한 식품을 매일 잘 챙겨 먹는 데 있습니다. 대표적인 항산화 식품이 통곡류와 채소, 과일입니다. 현대인들은 고기와 가공식품을 즐겨 먹는데, 동물성 포화지방산과 가공식품의 단당류는 인체를 산성화하는 주범이기 때문에 이를 가급적 피하고 채식 위주로 먹는 게 좋습니다.

이시형 한식이 최고의 건강 밥상이라는 사실을 다시 한 번 강조하고 싶습니다. 전곡류, 발효식품, 나물 문화, 양념 문화도 한식의 특징입니다. 양념에 많이 들어가는 마늘, 고추, 양파 등도 모두 면역력에 좋은 식재료입니다. 그리고 식재료도 중요하지만 식문화도 중요합니다. 우리는 폭식하는 경향이 있습니다. 하지만 세계 건강 장수촌에 관한 보고를 보면 소식이 원칙입니

다. 식사 때는 8푼 즉 배가 80퍼센트 정도만 차도록 먹는 것이
좋습니다.

선재광 몸에 맞게, 제철 음식으로 골고루 균형 잡힌 식단을
섭취하는 것이 중요하고 과로, 수면 부족, 햇빛 부족, 스트레스
과잉 등 잘못된 생활습관 개선도 유념해야 합니다.

조병식 저는 선재광 박사님 말씀 중에서 특히 소식과 운동
을 가장 강조하고 싶습니다. 소식을 해야 간의 해독 대사기능이
좋아져 면역력을 높일 수 있고요, 운동은 세포 안의 미토콘드리
아 수를 늘려서 대사기능을 좋게 만들기 때문에 면역력을 높이
는 데 매우 중요합니다.

저는 고혈압, 당뇨병이 생긴 지 10년, 20년이 되면서 암과 신
부전증, 심근경색, 뇌경색, 동맥경화와 같은 합병증이 생겨 오시
는 분들을 많이 만납니다. 이 분들에게 제가 주로 내리는 처방
은 채식과 소식 그리고 운동입니다. 그러면 대부분 석 달 내로
약을 졸업하고 병이 호전됩니다.

이시형 WHO에서 '의자병sitting disease'이라는 것을 경고한 적이 있습니다. 운동하지 않고 의자에 앉아 있는 시간이 너무 많아 병이 생긴다는 것입니다. 정신과에서는 NEAT를 늘리라는 충고를 많이 합니다. 운동은 아니지만 생활 중에 하는 작은 활동이 모여 운동 역할을 한다는 것입니다.

현대인들의 면역을 떨어뜨리는 주된 원인 중의 하나는 스트레스죠. 경쟁사회를 살아가는 데에서 오는 스트레스가 너무 심해 제가 이를 극복하자고 세로토닌문화운동을 벌이고 있는데, 우리 두 분 원장님도 함께 하고 계시지요. 면역과 세로토닌에 대해서 이야기를 나누어볼까요?

선재광 면역력의 70퍼센트는 장에서 나머지 30퍼센트는 뇌에서 만들어집니다. 장에서 면역의 70퍼센트를 담당한다는 것은 임파구의 70퍼센트가 장에 있기 때문이고요. 그래서 장 건강이 면역에 중요하고 그다음은 뇌 건강입니다. 특히 이시형 박사님께서 뇌과학자로서 늘 강조하시는 게 세로토닌 아닙니까? 세로토닌은 면역 호르몬입니다.

이시형 세로토닌은 신경전달물질의 하나인데 우리 마음을 편안하고 행복하게 해주는 중요한 물질입니다. 세로토닌의 여러 기능 중 특히 조절 기능이 면역력과 직결됩니다. 세로토닌은 뇌가 너무 극단으로 가지 않게 조절함으로써 마음의 안정을 유지해줍니다. 또한 스트레스가 쌓이면 시상하부에 있는, 생명과 직결된 중요한 기관들에 문제가 생깁니다. 이것은 호르몬 대사뿐 아니라 면역계에도 직격탄입니다. 이런 불균형, 부조화 상태를 잘 조절하는 것이 바로 세로토닌입니다.

이제 또 다른 주제로 넘어가보겠습니다. 코로나19 확진자들 중에는 가족과 떨어져 병원과 시설 혹은 홀로 집에서 자가격리된 분들이 많습니다. 사회적 거리두기로 사람들 만나기도 어려워 우울감을 느끼는 분들이 많고요. '코로나 블루corona-blue'라는 신조어도 생겼죠. 우리가 이것을 어떻게 극복할지 이야기해보면 좋겠습니다.

조병식 이시형 박사님께서 벌이고 있는 세로토닌문화운동이 지금 이 시기에 더 많이 펼쳐져야 한다고 생각합니다. 코로나19로 인해 장기간 '집콕생활'이 이어지다 보니 어려움을 호소하는 분들이 많습니다. 이를 잘 극복할 수 있도록 적절한 운동이나 채소 가꾸기와 같은 다양한 프로그램을 지자체 차원에서 제공하고 있습니다. 이런 것들이 지금 시기에 필요한 세로토닌 문화운동의 일종이라고 생각합니다.

사실 코로나19라는 질병보다 더 심각한 문제가 사람들의 불안감과 공포심이라고 생각합니다. 저는 특히 암 환우분들을 많이 만나고 있는데 대부분 여명 기간이 1년 내외인 4기 암 환우분들이라 불안감과 공포심을 많이 갖고 있습니다. 저는 그 분들에게 이렇게 이야기합니다. "그 불안감과 공포심 때문에 먼저 죽지 암 때문에 먼저 죽지 않습니다. 정신적으로 암을 이기지 못하면 암을 극복하지 못합니다"라고요. 불안감과 공포심이 면역력을 떨어뜨려 암을 더 빨리 증식시키듯이, 바이러스에 대한 정신적 우울감과 스트레스가 건강을 더 악화시킬 수 있습니다.

2020년 4월 12일자로 국내 코로나19 감염 환자 중 완치자 비율이 70퍼센트를 넘었습니다. 물론 여전히 방역당국의 조치에 잘 따라야 하는 시기이지만 지나친 불안감과 공포심을 가질 이유가 없습니다. 자가격리를 하든, 재택근무를 하든 '오랜만에 집에 길게 있는 것도 좋다' 하고 긍정적인 마음을 갖는 것이 필요합니다. 평소에는 하지 못했던 휴식도 충분히 취하고, 취미생활이나 운동도 하고, 가족들과 게임도 하며 즐겁게 생활하고자 노력하는 것이 방법이라고 생각합니다.

이시형 　오늘은 코로나19를 이기기 위한 최선의 방법, 면역력 특히 '면역력을 높이는 식이요법과 생활습관 그리고 세로토닌'에 대한 이야기를 나누었습니다. 두 분 원장님 수고 많았습니다.

3장

면역력이 올라가는
생활습관

건강 체온 유지

••

면역력을 키우는 데 있어 가장 중요한 것은 음식입니다. 이 부분은 너무 중요하기 때문에 4장에서 보다 심도 있게 다루고자 합니다. 식습관 외에 면역력을 높이는 데 있어 점검해야 할 부분은 생활습관 전반입니다. 면역이란 앞서 설명한 바와 같이 전체적·전인적인 것이기 때문이지요. 이를 위해 우선 일상생활 중 소홀해지기 쉬운 문제들부터 찾아보겠습니다. 가장 먼저 생각해볼 부분은 체온입니다.

체온과 면역 시스템은 매우 밀접한 연관을 갖고 있습니다. 건강 체온은 36.5~37도입니다. 만약 이보다 낮은 저체온이라면 면역력이 약화되었다는 신호로 볼 수 있습니다. 체온을 올리는 방법은 다음과 같습니다.

체온을 올리는 방법

- 운동을 하며 근육을 움직여 열을 낸다. 이때 과격한 운동보다 걷기 등 천천히 하는 운동이 더 좋다.
- '근육 단련 운동 → 성장호르몬 분비 → 지방 연소 → 면역력 증가' 사이클을 기억하자. 단, 근육 단련 운동은 다이어트 효과가 있지만 자주, 지나치게 오래 하면 스트레스를 받는다.
- 유산소 운동은 근육 단련 운동 후 해야 효과적이다.
- NEATnon-exercise activity thermogenesis(비활동성 운동)를 많이 하라. 운동은 아니지만 생활 속에서 몸을 움직이는 활동을 많이 해야 면역력이 좋아진다.
- 스트레스, 과로를 줄여라.
- 만복滿腹(잔뜩 배부르게 먹는 것)은 피한다. 만복은 대량의 효소를 소모하기 때문에 신진대사기능 저하를 불러 저체온을 유발한다.
- 평소 몸을 따뜻하게 유지한다.
- 활성 산소 발생을 억제한다.
- 생강, 마늘, 커피 등 체온을 올리는 식품을 섭취한다.
- 따뜻한 물, 차를 자주 마신다.
- 저온열면역방을 활용한다.

저온열면역방이란 40도 정도의 저온 열이 있는 방을 말합니다. 이 방에 약 20분간 있으면 흐를 듯 말 듯한, 건강한 땀이 흐릅니다. 건강한 땀을 내는 또 다른 방법은 20분간 반신욕을 하는 것입니다. 그러면 혈액순환이 잘 되어 NK세포의 활동이 활발해집니다. 반신욕 시 비누나 샴푸 등을 듬뿍 쓰지 않는 것이 좋으며 특히 50세 이상 고령자는 피부에 아무것도 바르지 말고 그저 손으로 씻기를 권합니다. 몸을 지키는 피지까지 씻어 내려서는 안 되기 때문입니다. 잠자기 2시간 전에 반신욕을 하면 숙면을 취하는 데에도 좋습니다. 목욕 후 목이 마르면 따뜻한 면역 드링크류를 섭취하면 좋습니다.

면역 드링크는 일단 자신의 입맛에 맞는 맛있는 것을 고릅니다. 너무 비싼 것일 필요는 없습니다. 면역에 좋다는 성분이 함유된 것, 발효 음료를 고르면 좋습니다. 이러한 기준에 맞는 면역 드링크류 몇 가지를 소개하면 다음과 같습니다.

- 발효 인삼 드링크
- 벤나 주스 : 스위스 벤나병원에서 유래한 것으로 하루에 당근과 사과를 2개씩 갈아 만든 주스
- 하버드식 채소 수프
- 발효 동충하초 드링크
- 발효 유기산 미네랄 드링크

- 식초 드링크

- 초유

- 올리고당

- 프로폴리스

- 다음의 면역 증강 성분이 함유된 드링크류 : 오메가3, 키토산, 비타민 C, 비타민 D, 아미노산, 당귀, 백작약, 천종산삼, 꽃송이버섯

규칙적인 생활과 숙면

●●

면역력을 높이는 데 규칙적인 생활과 숙면이 빠질 수 없습니다. 숙면을 위해 권하는 하루 생활 리듬은 다음과 같습니다.

- 아침 6시 전 기상
- 점심 후 15분 낮잠
- 늦어도 밤 11시 전 취침

물론 이것이 절대적인 것은 아닙니다. 자신의 생활 여건에 맞게 융통성 있게 조정하면 됩니다. 이때 다음의 사항들을 고려하면 더욱 좋습니다. 우선, 아침에 일어나면 가슴 설레는 일을 만듭니다. 거창한 일일 필요는 없습니다. 친구가 보내준 커피나 좋아하는 과자, 어제 사 온 새 책, 창조적인 아이디어를 샘솟

게 해주는 다양한 일들……. 이처럼 자신이 좋아하는 것들을 주변에 많이 만들어둡니다. 그러면 매일 아침 일어나는 것이 즐겁고, 하루를 설렘과 함께 시작할 수 있습니다.

둘째, 성장 호르몬의 마법을 활용합니다. 성장 호르몬은 지방을 분해하여 연소하기 때문에 자는 동안 자연스러운 다이어트가 이루어지도록 해줍니다. 실제로 우리가 자고 일어나서 몸무게를 재면 1킬로그램가량 줄어 있습니다. 성장 호르몬과 관련해 다음과 같은 사항을 알아두면 좋습니다.

성장 호르몬의 효과

- 근·골조직을 성장하게 한다. 이는 잘 자는 아이가 잘 크는 원리이기도 하다.
- 뇌와 몸의 피로를 해소하고 근육에 단백질을 공급해 원래대로 돌아가게 해주기 때문에 근육량을 늘리는 효과가 있다.
- 지방 분해가 잘 이루어지게 해 체지방을 줄이고 날씬한 몸매를 만들어준다.
- 면역력을 키워 건강미를 갖게 해준다.
- 피부세포를 증식해 주름이 줄어들게 하며, 항노화 기능이 있어 튼튼한 골격을 형성해준다.
- 성호르몬 분비를 촉진한다.
- 단기기억을 장기기억으로 저장함으로써 뇌가 젊어지게 한다.

이외에도 숙면을 위한 규칙적인 생활 리듬을 만드려면 다음의 사항을 고려하는 것이 좋습니다.

저녁식사는 잠들기 3~4시간 전에 마칩니다. 또한 입욕은 자기 전 2시간, 40도 정도의 물에서 합니다. 잠자리에 들기 전에는 되도록 먹지 않는 편이 낫고, 먹더라도 따뜻한 음료 정도가 좋습니다. 그리고 반드시 지켜야 할 사항으로, 잠들기 전 1시간 가량은 일체 컴퓨터와 휴대전화를 보지 않아야 합니다. 기상 후에는 가벼운 스트레칭을 하고 가능한 한 여유롭게 아침을 먹습니다. 특히 햇빛을 듬뿍 받으며 20분 정도 걷는 오전 산책을 권합니다. 세로토닌을 올릴 수 있는 아주 좋은 방법입니다.

한편, 숙면을 취하게 해주는 호르몬이자 불면증 치료에 사용하는 약물이기도 한 멜라토닌과 관련해 다음과 같은 사실을 알아두기 바랍니다.

- 수면을 유도한다.
- 면역 시스템을 강화한다.
- 흉선을 자극해 T세포(면역세포)를 훈련시킨다.
- 낮 동안 생긴 활성산소를 제거한다.
- 천연 진통제 역할을 한다.
- 멜라토닌 분비를 방해하는 야간 빛은 **2A급 발암물질이다**(WHO, 2007년).

적절한 운동과 NEAT

●●

　적절한 운동은 건강의 기본, 특히 면역 활성화에 필수입니다. 하지만 일부러 시간을 내어 운동을 하기란 여간 어려운 일이 아니지요. 여기에서는 면역력을 올리는 운동 방법과 생활 자체가 운동이 되게 하는 기법 NEAT를 소개합니다.

운동의 기본

- 단련형 운동보다 재미있는 레저형 운동을 가볍게 한다.
- 운동은 몸에 무리가 가지 않게 적절하게 한다. 단, 단련을 위해 할 때에는 약간의 무리를 하되, 적당한 휴식을 병행해 면역력 증가 효과를 높인다.
- 생활 자체가 운동이 되는 NEAT를 실천한다.
  - 아침 기상 운동을 15분간 하고, 이를 취침 전에도 반복한다.

- 조킹Joking(조깅과 워킹의 중간, 걷는 듯 뛰는 운동)은 5분씩 2회, 걷는 속도 정도로 뛰는 것이 좋다.
- 허리 돌리기를 좌우로 10회, 하루 3회 한다.
- 지하철이나 버스 이용 시 한 정거장 더 가서 타거나 한 정거장 앞에서 내려 걷는다.
- 출퇴근 시 대중교통에서 하루 30분, 2회 서서 간다.
- 계단 오르기를 하루 5개 층, 100계단가량 한다. 이때 신나면 2계단씩 오른다.
- 15분 걷는 거리만큼 떨어진 곳에서 식사한다. 왕복 30분 걷기운동이 저절로 확보된다.
- 언제나 자세를 반듯하게 하고, 특히 배를 안으로 밀어 넣는다(드로인 Draw-In 운동). 가만히 앉아서 뱃살을 빼는 방법이다.
- 어디서나 주차는 멀리 한다.
- 혼자서 운동할 수 있게 도와주는 맞춤 트레이닝 기구Virtual Mate Training를 활용한다(www.mybenefit.co.kr 참고).

운동의 효과

- 활성 호르몬이 분비되어 온몸이 활성화된다.
- 장 운동이 활발해져 소화, 흡수, 배설이 잘 된다.
- 혈액순환을 활성화하여 말초신경에 산소, 영양을 공급함으로써 면역세포의 이동을 수월하게 해준다.
- 체온을 높이고 근육을 단련해주어 의욕과 활력을 촉진하는 호르

몬인 세로토닌, 도파민, 노르아드레날린이 적정하게 분비된다. 그 결과 부교감신경이 우위에 올라 기분이 사뿐하고 쾌적해진다.

• 결국 운동은 뇌를 위해 하는 것이다.

순환이 중요하다

운동의 가장 큰 효과는 '순환'입니다. 모든 병에는 혈액순환이 중요하며 면역력을 높이는 데에도 예외가 아닙니다. 혈관계나 임파계 순환이 잘 되어야 면역세포가 쉽게 왕래할 수 있습니다. 면역세포가 만들어지는 1차 임파 조직은 골수, 흉선인데 면역세포가 실제로 기능하는 2차 임파 조직은 비장, 임파절, 소장의 바이엘판이어서 위치가 서로 떨어져 있습니다. 따라서 면역세포의 원활한 왕래를 위해서는 혈관, 임파계 순환이 잘 되어야 합니다. 면역에 중요한 역할을 하는 임파구도 실제로 혈중에 머무는 시간은 30분이며, 그 후에는 혈류를 떠나 조직에 들어가 임파관을 통해 다시 혈액으로 돌아옵니다.

혈액순환을 돕기 위해서는 가벼운 걷기, 스트레칭, 마사지, 요가 등을 하는 것이 좋습니다. 저온 열탕 입욕도 체온을 올려 면역력 향상에 도움이 되는 것으로 잘 알려져 있습니다.

스트레스 대처법

●●

내 정신력은 어느 정도일까?

    면역과 스트레스의 연관관계에 대해 설명하기에 앞서 일단 다음의 체크리스트에 답해봅시다. 면역력과 관련된 정신력을 체크하기 위한 생활습관 관련 문항입니다. 해당하는 문항에 체크하고 1점씩 매겨봅니다.

| 스트레스에 대처하는 정신력 체크리스트

번호	내용	체크
1	하루를 그냥 보내고 있다.	
2	집중이 안 되고 매사 쉽게 싫증이 난다.	
3	야행성 생활을 하고 있다.	
4	컴퓨터, 휴대전화와 너무 가깝다.	
5	햇빛이 싫고, 외출도 싫다.	
6	특별한 취미가 없다.	
7	운동 습관이 없고 슬슬 체중이 불어난다.	
8	샤워만 할 뿐 욕탕에 안 들어간다.	
9	요즘 웃을 일이 없다.	
10	무슨 이야기든 할 수 있는 친구가 없다.	
11	사람과 대화하는 것이 어렵다.	
12	말 못할 사연이 많다.	
13	안 좋은 일을 오래 담아둔다.	
14	꼼꼼하고 완벽주의다.	
15	스트레스를 쉽게 느낀다.	
16	약을 좋아한다.	
17	억지로 금주·금연을 하고 있다.	
18	식사는 혼자 한다.	
19	체온이 36도 이하다.	
20	식사 시간이 빠르다.	
총 계		

체크 결과　0~5점 : 면역력이 좋은 상태　　6~10점 : 면역력이 보통인 상태
　　　　　11~15개 : 면역력이 저하된 상태　　16개 이상 : 면역력 저하가 매우 심한 위급 상황

스트레스의 2가지 경로

우리는 일상에서 다양한 스트레스와 마주합니다. 스트레스는 일단 우리 뇌의 시상하부로 갑니다. 그러면 우리 뇌는 스트레스의 성상性狀(성질과 상태)에 맞는 대처법을 지시합니다. 이때 다음의 그림과 같이 2가지 경로가 있습니다.

첫째, 아주 긴급한 상황에서 스트레스가 발생할 때 우리 몸이 어떠한 경로로 반응하는지 보겠습니다.

1 강도를 만났다.
2 싸우거나 달아날 준비를 한다.
3 힘을 내야 한다.
4 뇌하수체를 자극해 긴급 호르몬 방출을 지시한다.
5 부신피질을 자극해 스트레스 호르몬 코르티솔을 분비하여 비상 대책을 강구한다.
6 호흡이 거칠어지고 혈당과 혈압이 오르는 등 신체적 반응이 나타난다.
7 이러한 상황이 반복되거나 심한 경우 고혈압, 당뇨, 위궤양, 암 등 생활습관병으로 발전한다.

스트레스를 받을 때 나타나는 2가지 반응 경로

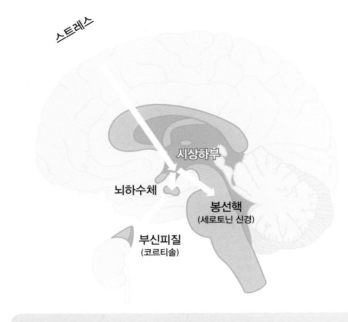

스트레스

시상하부

뇌하수체

봉선핵
(세로토닌 신경)

부신피질
(코르티솔)

시상하부 ┬→ 긴급 → 뇌하수체 → 부신피질 ———→ 신체질환
         └→ 완만 → 봉선핵 ——— 세로토닌 저하 → 정신질환

둘째, 스트레스가 만성인 경우입니다.

1 직장상사가 폭언을 한다.
2 스트레스 상황이 일상에서 반복되며 만성적인 스트레스 상황에

처한다.

3 뇌간의 봉선핵이 자극되어 행복 호르몬 세로토닌의 분비가 저하된다.

4 불안, 우울 등 여러 가지 정신적인 문제가 발생한다.

피할 수 없다면 과학적으로 대처하라

우리가 일상에서 스트레스를 아예 받지 않고 살아갈 수는 없습니다. 따라서 스트레스에 대한 과학적 대처방법을 잘 알고 있어야 합니다. 스트레스 상황과 마주할 때마다 다음의 대처방법을 떠올려봅시다.

- 스트레스는 주관적이다. 마음이 중요하다. 똑같은 낚시도 재미로 하면 스트레스가 해소되지만, 싫어서 억지로 하면 병이 된다.
- 하찮은 일에도 숭고한 인생의 의미가 있을 수 있다. 슬기와 지혜를 가지면 스트레스로 여겨질 일에도 부정적으로 대처하지 않을 수 있다.
- 감사하는 마음은 가장 강력한 스트레스 해소제다. 감사를 주고받는 과정에서 우리 마음에 행복 호르몬 세로토닌이 넘치기 때문이다.
- 창조적인 일을 하자. 창조적인 일에 몰입하면 자부심, 긍지가 넘쳐 스트레스를 물리칠 수 있다.

- 경쟁은 하되 공정하게 임한다. 과도한 경쟁은 교감신경을 흥분시키고 과립구를 증가, 임파구를 감소시킨다. 이는 곧 면역력 감소로 이어진다. 경쟁은 하되 공정하게 한다면 그로 인한 후유증을 최소로 줄일 수 있다.

- 긍정적인 스트레스, 유스트레스eustress는 우리가 일반적으로 알고 있는 스트레스 즉 부정적인 스트레스인 디스트레스distress를 해소하는 데 큰 도움이 된다. 짜릿하고 아슬아슬한 스포츠 경주나 영화 등 건전한 오락을 통해 유스트레스를 늘려보자.

- 사랑의 호르몬 옥시토신 앞에 스트레스는 눈 녹듯 사라진다. 타인에 대한 배려, 친절, 봉사로 스트레스를 상쇄할 수 있다.

- 정직하자. 거짓말과 같은 정직하지 않은 행동은 엄청난 스트레스로 되돌아온다. 하늘을 우러러 한 점 부끄럼 없는 마음 즉, 선비정신이 건강과 성공을 이끈다.

- 일상 속 여유를 갖자. 여유로운 마음은 교감신경의 흥분을 줄여 부교감신경이 우위가 되게 해준다.

- 긍정적으로 생각하자. 스트레스를 똑같이 많이 받아도 스트레스가 병을 만든다고 생각하는 그룹은 그렇지 않은 그룹에 비해 사망률이 40퍼센트나 더 높다.

- 스트레스를 잘 활용하자. 적당한 스트레스는 긴장감을 주어 일의 능률을 올려준다.

미국 애리조나 주 선밸리Sun Vally는 미국의 억만장자들이 은퇴 후 여생을 즐기기 위해 만든 이상 도시입니다. 그런데 끔찍한 보고가 나왔습니다. 이 도시의 노인들은 다른 도시의 노인들보다 알츠하이머 발병률이 높다는 겁니다. 게다가 이 도시에 가면 여명이 18개월 단축된다는 통계도 나왔습니다. 과연 왜 그랬을까요? 분석 결과, 너무 스트레스가 없고 걱정도 없어 인생 목표가 없다는 점이 원인으로 지적되었습니다. 선밸리는 한마디로 자극이 없는 도시였던 것입니다. 이 도시에는 55세 이하는 입주도 할 수 없어, 실제로 가보면 모두 노인들뿐입니다. 심지어 자동차 운행 속도도 시속 15마일(24킬로미터)로 제한되어 있습니다. 빨리 달리는 자동차에 산책하는 노인들 놀랄까 봐 말입니다.

내가 보기엔 자극 결핍증, 스트레스 결핍증입니다. 길을 나서면 중도 보고 소도 봅니다. 젊은 사람들도 붐비고 아이들의 재잘거림도 있어야 사람 사는 세상입니다. 때로는 이런 외부 스트레스로 조용한 뇌 회로를 자극해주어야 젊음과 건강을 유지하기 쉬워집니다.

그러니 스트레스를 적당히 활용해야 합니다. 특히 노인들의 경우, 퇴직 후 특별한 목적이 없는 생활을 하다 보면 자기 상실감 혹은 허무감에 빠질 수 있습니다. 인생의 목표를 분명히 세워야 합니다. 특히 그 목표가 인류 복지와 같은 원대한 것이라면 그 큰 꿈을 이루기까지는 늙지도, 병들지도, 죽지도 않겠지요. 허황된 소리처럼 들릴 수 있겠지만 최근 학계에서 조금씩 밝혀지고 있는 사항들입니다.

천천히 호흡하기

나는 기회가 있을 때마다 명상의 중요성을 강조해오고 있습니다. 명상의 기법이나 효과에 대해서도 여러 차례 언급해오고 있고요. 하지만 안타깝게도 명상을 일상생활에 실천하고 있는 사람은 여전히 많지 않습니다.

명상은 면역에 매우 중요한 영향을 미칩니다. 명상을 통해 마음을 안정시켜야 자율신경의 균형이 잡히고 인체 내 면역 시스템도 함께 활성화되기 때문입니다. 명상이 힘들다면 일단 아주 간단한 호흡법부터 시작해보면 좋습니다.

천천히 가늘게 단전호흡하기

- 호기 : 입을 가늘게 열고 천천히 부드럽게, 가늘게, 아랫배(단전) 가 등에 붙을 정도로 모두 내쉰다.

- 흡기 : 호기가 끝나면 절로 된다.

호기 때 '후유~' 하고 천천히, 모조리 내쉬면 속이 후련해집니다. 온몸에 긴장이 풀리며 부교감 우위의 상태가 됩니다. 막힌 곳이 뚫리고 온몸에 정체된 기가 흐르기 때문에 생기와 힘이 넘치고 장에도 활력이 가득 찹니다. 한숨 쉬는 행동을 부정적으로 보는 경우가 많은데, 사실 호흡생리적으로 보자면 대단히 유익한 운동입니다. 그간 긴장하느라 숨도 제대로 못 쉬고 마치 곡예를 하듯 굳어 있던 부분들이 스르르 이완되기 때문입니다. 내 몸에 있는 모든 찌꺼기를 호기를 통해 불어 내버리면 몸이 정화됩니다. 그 자체로 훌륭한 디톡스detox입니다.

흡기는 코로 부드럽게 합니다. 영어에선 흡기를 'inspiration'이라고 하는데, 내부를 뜻하는 'in'과 영혼을 뜻하는 'spirit'이 합쳐진 단어입니다. 따라서 숨을 들이쉴 때에는 영혼을 들이마신다는 기분으로 아랫배가 불룩해질 때까지 들이마십니다.

웃는 연습이 필요하다

기억합시다. 우리 뇌의 시상하부에 있는 자율신경 사령부가 부교감 우위의 상태가 되어야 긴장이 풀리고 긍정 정서로 바뀌어 면역력이 증강합니다. 특히 웃음은 부교감 우위 상태를 만들어 강력한 면역력 증강 효과가 있습니다. 그러니 늘 웃는 연습, 웃을 준비를 해봅시다.

우선 거울 앞에 서서 웃는 얼굴을 만들어봅니다. 그리고 생활 속에서 의식적으로 웃는 표정도 지어봅니다. 웃는 순간 마음이 밝아지는 것을 느낄 수 있습니다. 웃으면 뇌가 밝고 긍정적으로 바뀌며 행복 호르몬 세로토닌이 분비되어 행복감이 높아집니다.

웃을 일이 없다고요? 그러면 책, 신문, 잡지, 인터넷을 뒤져서라도 유머를 찾아봅시다. 힘들 때마다 꺼내볼 수 있는 나만의 유머집을 만들어둘 필요가 있습니다. 그 유머를 읽고 때로는 써먹을 생각만 해도 우리 뇌는 웃음 모드로 바뀔 것입니다. 이야기를 꺼낸 김에 최근에 재미있게 들은 유머 한 자락 소개하겠습니다.

신문을 보던 남편이 깜짝 놀랐습니다. '청력이 떨어지면 치매가 온다'는 제목의 기사입니다. 슬슬 걱정이 됩니다. '요즘 마누

라가 말을 잘 못 알아듣던데…….' 겁이 덜컥 난 영감이 부엌에서 저녁 준비하는 아내에게 묻습니다.

"여보, 오늘 저녁 뭘 먹소?"

그런데 대답이 없습니다. 이번엔 좀 더 큰 소리로 묻습니다.

"여보, 오늘 저녁 뭘 먹소?"

그래도 대답이 없습니다. 이거 야단났네. 영감이 부엌으로 달려가 고함을 질렀습니다. 그러자 이번엔 아내가 놀라 되묻습니다.

"아니, 두부찌개라고 두 번이나 말했는데 왜 그래요?"

감루의 면역 증강 효과

일본 도호 대학교의 아리타 히데오 교수는 감동해서 흘리는 눈물, 감루感淚는 웃음보다 6배나 강력한 면역 증강 효과가 있다고 했습니다. 또한 감루를 흘리고 부교감 우위 상태가 되면 면역력이 회복됩니다.

도대체 감루란 무엇일까요? 감동적인 영화나 소설 혹은 이 어지러운 세상살이에서 진선미眞善美를 만날 때 우리 마음속에는 잔잔한 감동이 퍼지거나 혹은 가슴이 벅차오르기도 합니다. 이때 감동의 눈물을 흘리게 되는데 이것이 바로 감루입니다.

감루를 흘릴 때 우리 몸속에는 행복 호르몬인 세로토닌을 비롯해 도파민, 엔도르핀이 펑펑 분비됩니다. 세상 살아가는 맛을 느낄 수 있고 속이 시원하고 후련해지는 느낌도 들게 되지요.

이러한 감루의 경험을 통해 인생의 전환점을 맞이하기도 합니다. 예를 들어 감동적인 영화를 보며 주인공과 자신을 동일시하고 자신도 그러한 사람이 되고자 다짐하며 인생의 방향이 바뀌는 식으로 말입니다. 혹은 스포츠 선수인 박세리나 김연아의 감동적인 활약을 보며 골프의 '세리키드', 빙상의 '연아키드'로 열심히 목표에 매진하는 경우, 혹은 케이팝K-pop의 후예가 되고자 결심한 수많은 젊은이들의 경우가 바로 그러할 것입니다. 이처럼 진심의 감동이 주는 힘은 대단히 크고 또 중요합니다.

안타깝게도 여전히 우리 한국 사회에서는 특히 남자가 눈물을 흘리면 '약한 사람'이라 생각하는 고정관념이 있습니다. 그래서 감루를 꺼리거나 감추는 경향도 있습니다. 그럴 때에는 감동적인 영화를 혼자 보러 가는 등 다양한 방법을 활용해서 일상에서 감루를 아끼지 않고 흘릴 수 있도록 해야 합니다.

건강체는 세로토닌이 만든다

••

세로토닌이 적정량 유지되어야 뇌 속 모든 시스템이 균형과 안정을 유지합니다. 특히 면역 사령부인 자율신경이 균형적이어야 모든 면역 시스템의 균형도 잡아줍니다. 다시 말해 건강체는 세로토닌이 만듭니다. 다음은 행복 호르몬 세로토닌의 효과입니다. 면역력을 높이고자 한다면 이러한 세로토닌의 효과를 잘 활용할 수 있는 '세로토닌적 삶'을 살 필요가 있습니다.

세로토닌의 효과
- 정서적 안정을 느끼고 행복하고 밝은 기분이 들게 한다.
- 자율신경의 균형을 잡아준다.
- 집중력, 기억력을 좋게 해준다.
- 충동성, 파괴적 행동을 조정한다.

- 활기차고 의욕적인 상태로 만들어준다.

- 식욕이 좋아진다.

- 습관성, 중독증을 조절한다.

- 혈액순환이 잘 되고 몸이 잘 움직이게 해준다.

- 숙면을 하게 해준다.

- 아침형 인간으로 만든다.

- 장의 유익균이 증가해 면역력이 향상된다(장뇌상관腸腦相關).

- 호르몬, 대사기능이 원활해진다.

우리 몸은 원래 건강하다

우리 몸은 태어날 때 혹은 그 이전부터 질병을 배제할 방법을 알고 있습니다. 병이 생겼다는 것은 잠시 우리 몸의 신호를 잘 듣지 않아 본성으로부터 벗어난 상태라는 경고입니다. 따라서 자신의 몸을 잘 대해야 합니다. 따뜻이 감싸고 즐거움과 충실감을 주어야 합니다. 원대한 목표를 향해 의미 있는 하루를 보내야 합니다.

잘 쉴 줄도 알아야 합니다. 여유 있게 즐기면서 쉬어가는 능력이 중요합니다. 워크 라이프 밸런스work-life balance, 이른바 '워라

밸'이 중요한 이유입니다. 자동차에는 가속기만 있지 않고 브레이크도 있습니다. 인생의 목표를 가지고 의미 있는 삶을 사노라면 면역력이 강화되고 작은 고통쯤은 쉽게 넘길 수 있습니다. 이것이 젊음과 건강의 비결이자 생활 철학이며, 바로 세로토닌적인 삶입니다.

프랑스 철학자 앙리 베르그손은 생명의 약동, 자기 에너지를 높여야 한다고 주장했습니다. 내 주위의 모든 것이 내 기氣에 영향을 준다고 보았고, 정체된 기를 순환하는 기공을 중요시했습니다.

우리 모두는 태어나면서 자연치유력이라는 위대한 힘을 타고났음을 늘 기억해야 합니다. 자연치유력을 달리 말하면 항상성의 법칙, 조직 재생의 법칙 그리고 면역력입니다. 이 귀중한 자연치유력을 약화시켜서는 안 됩니다. 그래야 건강한 상태를 유지할 수 있습니다. 우리 몸은 원래 건강합니다. 건강이 우리의 본성입니다. 건강한 상태가 우리 인간의 본래 모습이라는 것을 다시 한번 강조합니다.

코로나19 바이러스의 특성

: 채원자연통합병원 문창식 원장

이시형　오늘은 채원자연통합병원의 문창식 원장님과 함께 하는 시간입니다. 문 원장님은 우리 한국자연의학회에서 활발히 활동하는 회원이면서 외과 전문의로서 많은 암환자의 진료와 수술도 하고 유전학 공부를 열심히 하고 있습니다. 문 원장님에게 코로나19 바이러스의 특징에 대해 들어보겠습니다.

문창식　코로나 바이러스는 RNA 바이러스입니다. RNA 바이러스라고 하는 것은 바이러스가 가진 유전 정보가 RNA로 되어 있다는 의미입니다. 2014년 에볼라, 조류독감AI, 메르스 그리고 사스 등이 모두 RNA 바이러스로 인한 질환입니다.

바이러스를 크게 두 종류로 구분하는데 바이러스에 들어 있는 유전체가 유전자 정보만 갖고 있는 DNA로 구성되어 있으면 DNA 바이러스이고, 유전자 정보를 전달하는 역할을 하는 RNA로 구성이 되어 있으면 RNA 바이러스로 분류합니다. 헤르페스 바이러스나 간염 바이러스가 대표적인 DNA 바이러스입니다.

이시형 두 바이러스 간에 차이점은 무엇인가요?

문창식 가장 큰 차이점은 돌연변이 여부입니다. DNA 바이러스는 침투한 세포 내에서 증식·복제하는 과정에서 돌연변이가 잘 일어나지 않습니다. 그런데 RNA 바이러스는 DNA 바이러스에 비해 약 1,000배 정도 돌연변이가 잘 일어나는 특징을 갖고 있습니다. 그 이유는 DNA는 복제 과정에서 일어나는 오류를 교정하는 시스템을 가지고 있는데 반해 RNA는 그러한 기능이 없기 때문입니다. 그러므로 한 번 복제가 잘못 일어나면 바로 돌연변이로 이어집니다. 그래서 RNA는 변종이 잘 발생합니다. 즉 새로운 종이 발생한다는 뜻입니다. 이 점이 코로나19

바이러스 관리에 매우 중요한 부분이자 어렵고도 복잡한 문제입니다.

우리가 잘 알고 있는 2002년 사스나 2015년에 메르스, 이들 모두 코로나 바이러스 감염에 의한 질환입니다. 이번에 발생한 코로나19 바이러스는 사스의 변종입니다. 그래서 이번 코로나 19 바이러스에 '사스 2'라는 용어를 사용하기도 합니다. 이처럼 돌연변이가 생긴다는 것은 앞으로 계속해서 변종이 생길 수 있다는 이야기입니다. 백신을 개발해도 돌연변이로 생겨난 변종에 대해서는 효과가 없으며 치료약도 달리 해야 합니다.

이시형 남성이 여성보다 코로나19에 더 잘 걸린다고 하는데 그 이유가 있나요?

문창식 이 이야기는 중국에서 처음 나왔는데 통계적으로 남성이 여성보다 감염율이 높은 것으로 나오고 있습니다. 그 이유를 추정한 주장 중 하나가 영국 옥스퍼드 대학교의 면역학 전문가인 필립 골더 교수의 설명입니다. 골더 교수는 면역에 있어 남성보다 여성이 더 강하다고 말합니다. 유전자에서 면역에 관여하는 유전자가 주로 X 염색체에 있는데 XY 염색체를 갖고 있는 남성은 X 염색체가 하나이고 여성은 XX 염색체로 X 염색체가 2개이기 때문에 남성보다 면역이 강하다는 것입니다. 따라서 백신에 대한 면역이나 감염에 대한 면역 반응이 남성보다는 여성이 더 강력하다는 논리입니다.

이시형 면역력에 영향을 주는 것이 유전적 요인만 있을까요? 비유전적인 요소의 영향도 있을 것 같은데요?

문창식 네, 맞습니다. 남성이 여성보다 코로나19에 더 잘 걸리는 데에는 비유전적인 요인의 영향도 분명히 있습니다. 예를 들면, 남자가 흡연율이 높다는 점, 좀 더 짜게 먹는다는 점, 과일과 채소를 여성에 비해 적게 섭취한다는 점, 과음을 많이 한다는 점 그리고 스트레스가 더 많다는 점이 비유전적 요인이라고 봅니다.

이시형 무증상 감염자란 어떤 환자를 말하나요? 그리고 위험성은 어떤 것들이 있나요?

문창식 무증상 감염이라고 하면 병균이 몸안에 들어가서 잠복기가 지났는데도 증상이 나타나지 않는 경우를 말합니다. 감염되었으나 기침이나 발열이 없는 환자를 무증상 감염자로 보고 있습니다. 이러한 환자의 가장 큰 문제점은 무증상 시기에 전염이 가능하다는 사실입니다. 특히 확진이 안 된 무증상 감염자가 가장 위험합니다. 요즘 사회적 거리두기를 하고 있는데 이를 해제하면 이 무증상 감염자들이 많은 전염을 일으킬 것입니다. 이를 예방하려면 당분간은 계속해서 마스크를 착용하고 사회적 거리두기를 엄격히 실천해야 합니다.

이시형 재확진 환자는 어떻게 봐야 할까요?

문창식 코로나19 확진 후 치료를 받고 바이러스가 소멸된 것을 확인했는데 다시 바이러스가 검출된 경우를 말합니다. 약 2.1퍼센트의 환자에게 발생하며, 방역당국은 재감염보다는 바이러스가 다시 검출되기 시작했다는 '재활성화'에 무게를 두고 있지만 아직 이에 대한 정확한 원인은 밝혀지지 않은 상태입니다. 이전에 메르스나 사스 때는 이런 현상이 없었기 때문에 매우 특이한 현상으로 보고 있습니다. 그런데 여기서 중요한 것은 재확진 환자의 전염성 여부입니다. 아직 전염성에 대한 임상적 자료가 없어 정확한 결론은 나지 않았지만 혹시 모를 전염성에 대해 조심해야 할 필요는 있습니다.

이시형 코로나19 바이러스 감염의 정도가 인종이나 민족 간에 차이가 있다고 하는데 이 점에 대해서는 어떻게 생각하나요?

문창식 이러한 논쟁은 유럽에서 시작된 것인데요. 영국에서 코로나19 바이러스 감염 환자를 대상으로 조사한 결과 소수민족이 전체의 약 13퍼센트, 즉 코로나19에 감염된 환자 전체 중 약 3분의 1을 차지했다는 것입니다. 또한 미국에서 흑인의 인구 비율이 전체에서 14퍼센트인데 감염된 환자는 30퍼센트였다고 합니다. 그래서 코로나19 감염에 유전적인 영향이 있지 않은가 하는 의심이 생긴 것입니다.

여기에 대해 유럽분자생물학연구소 소장인 이완 버니는 '민족들 간의 동반 질환이나 경제력 등 사회적 요인으로 인한 후성 유전학적 영향은 있을 수 있지만 집단 유전적인 영향은 없다'고 발표하였습니다.

이시형 아직 바이러스 특효약이 없기 때문에 자신의 면역을 높이는 것이 중요합니다. 우리 몸의 면역은 어떻게 작용하나요?

문창식 일단 바이러스가 우리 몸에 들어오면 매크로파지, 수지상세포, NK세포 그리고 과립구와 같은 면역세포들이 바이러스를 공격합니다. 그리고 감염된 세포에서는 인터페론을 분비하여 바이러스에 저항합니다. 사스의 경우 이 인터페론의 분비를 바이러스가 억제하여 면역세포들이 감염세포로 모이는 것을 지연함으로써 감염을 악화하는 것으로 드러났고 이번 코로나19 바이러스도 같은 작용을 하리라 보고 있습니다. 그러므로 코로나19 바이러스에 대항하기 위해서는 면역을 강화하는 노력을 해야 합니다. 운동·식이·생활습관·생활환경 개선, 스트레스 줄이기 등이 면역을 올리는 중요한 요소라 생각합니다.

이시형 그런데 면역이 좋은 젊은 사람이나 건강에 문제가 없었던 확진자 들이 갑자기 상태가 나빠져 사망하는 경우가 뉴스에 나오는데, 이러한 사람들은 면역이 나쁘다고 할 수 없지 않나요?

문창식 오히려 면역이 너무 강해서 생기는 현상으로 분석하고 있습니다. 이를 '사이토카인 폭풍cytokine storm'이라고 부르는데요. 바이러스가 체내로 들어오면 면역세포가 바이러스에 접근하고 이를 없애기 위해 사이토카인이라는 물질을 분비합니다. 사이토카인은 강한 염증성을 유발하는 특징이 있는데 적당한 경우에는 바이러스를 제거하는 기능을 하지만 너무 많이 발생하는 경우에는 오히려 자신의 정상 세포까지 공격해 문제를 일으킵니다. 이러한 현상과 더불어 지나치게 늘어난 면역세포들이 폐로 들어가 산소 공급을 해야 할 폐 세포 주변에 막을 만들어 산소 공급을 차단함으로써 호흡곤란이 일어나 결과적으로 치명적인 상태에 빠집니다.

이때는 오히려 면역을 떨어뜨려야 합니다. 양방에서는 이런 경우 스테로이드를 투여해 치료하는데 이는 위급한 상황에서 취해야 하는 불가피한 선택이고, 저는 이러한 현상을 예방하기 위해 장을 조절해야 한다고 생각합니다. 장내 미생물과 숙주 사이에 일어나는 면역 과정에서 균형이 중요합니다. 외부에서 장으로 유해균이 침범하면 우리 장벽에 있는 면역세포들이 이를 공격해 없앱니다. 공격이 끝났는데도 그대로 두면 과잉 생산된 면역세포가 숙주를 공격하여 여러 문제를 일으킵니다. 이러한 문제가 바로 자가면역질환 즉 류마티스 관절염, 천식, 아토피 등과 같은 질환을 일으킵니다. 그래서 우리 몸에서는 이를 막기 위해서 면역 억제 세포를 활성화하여 이러한 현상이 일어나지 않도록 하고 장내 균형을 이루어 정상적 기능을 하게 합니다.

이시형 그게 면역관용immune tolerance(면역 세포나 항체가 숙주 즉, 자신을 공격하지 않도록 막는 보호 메커니즘)이라는 현상이지요. 그럼 그러한 장의 균형을 조절해 면역관용의 수준을 적절하게 유지하는 방법으로 어떠한 것이 있을까요?

문창식 우선 장내 미생물 조성을 조절하는 방법이 있습니다. 장내에 유익균이 많으면 면역 균형을 이루기에 좋습니다. 이를 위해 생균을 많이 함유한 요거트, 치즈, 또는 김치, 캐비어, 사우어크라우트와 같은 천연 프로바이오틱스를 섭취하는 것이 중요하며, 아니면 건강기능식품으로 출시된 프로바이오틱스를 구입하여 복용하는 것도 하나의 방법입니다. 그리고 과일, 채소, 씨앗류 그리고 통곡 등은 식이섬유를 내포하고 있어 장내 미생물의 다양성을 높이고 염증을 줄이는 역할을 합니다. 이러한 식이섬유를 프리바이오틱스라 합니다. 프리바이오틱스는 장내 미생물 조성을 조절하기도 하고, 우리 몸의 대사과정에 참여하여 만들어낸 중간 산물인 호르몬, 콜레스테롤, 글리코겐, 아미노산 등의 대사산물metabolite을 통해 면역관용에 중요한 역할을 합니다. 특히 대사산물 중 하나인 활성형 비타민 A나 단쇄지방산 등은 강력한 면역 조절 작용을 갖고 있습니다.

이시형 코로나19 바이러스에 대한 면역력은 어느 정도 지속된다고 보나요?

문창식 사실 아직 정확히 알지 못합니다. 그러나 어느 정도의 면역은 지속되리라 추정하는데, 어떤 학자들은 약 1년 정도라고 예상하기도 합니다. 코로나19 바이러스에 대한 영구 면역은 어렵습니다. 영구적인 면역을 얻으려면 바이러스가 장기간 인체에 남아 있어야 하는데 코로나19 바이러스는 RNA 바이러스여서 인체에 영구적으로 정착하지 못하기 때문입니다.

이시형 오늘 말씀 감사합니다.

4장

면역력이 올라가는
식사습관

내 장력은 어느 정도일까?

●●

　면역에서 중요한 것은 음식입니다. 먹거리가 건강해야 몸이 건강한데 특히 젊은 세대의 식습관 서구화, 중년 세대의 폭음, 폭식이 문제입니다. 식습관은 장의 건강과 직결됩니다. 특히 장은 인체의 면역에 있어 가장 중요한 기관 중 하나이기 때문에 장력腸力이 강해야 면역력도 강합니다. 다음은 내 장력을 체크하기 위한 생활습관 문항입니다. 해당하는 문항에 체크하고 1점씩 매겨봅니다.

장력 체크리스트

※ 문항은 마쓰이케 쓰네오의 장력 체크를 위한 생활습관 문항을 한국 실정에 맞게 개정, 보충한 것입니다.

번호	내용	체크
1	식사가 불규칙적이다.	
2	음식을 빨리 먹어치운다. 한 끼에 10분이 채 안 걸려 먹는다.	
3	어류보다 육류를 많이 먹는다.	
4	한국 전통식보다 서구식이나 퓨전 음식을 더 잘 먹는다.	
5	맵고 짠 음식을 좋아한다.	
6	식이섬유 섭취가 부족하다.	
7	식후 아랫배가 볼록 튀어나온다.	
8	물을 잘 마시지 않는다.	
9	저녁식사를 늦게 하는 경우가 많다.	
10	폭음, 폭식하는 경향이 있다.	
11	다이어트 중이거나 최근에 한 적이 있다.	
12	외식이나 편의점 식사가 자주 있다.	
13	변비나 설사기가 자주 있다.	
14	대사증후군으로 진단 받은 적이 있다.	
15	생활리듬이 아주 불규칙적이다.	
16	스트레스 처리가 잘 안 된다.	
17	수면이 부족한 편이다(6시간 미만).	
18	유산균 등 장 건강을 위한 건강기능식품을 먹지 않는다.	
19	김치, 된장을 싫어한다.	
20	즐겁게 식사하기보다는 의무적으로 먹는 편이다.	
총 계		

체크 결과   3점 이하 : 장이 건강한 상태   4~8점 : 장 기능이 둔화된 상태
9~12점 : 장내 환경이 악화된 상태   13점 이상 : 장이 위험한 상태

13점 이상이면 소화기내과의 전문 진료를 권한다. 그 이하인 경우에는 본서에서 제시하는 여러 가지 식생활 지침을 잘 참고해서 장 건강을 위해 노력해야 한다.

꼭 챙겨야 할 면역 강화 식단과 식사법

●●

특별한 면역 강화 식단이 있지는 않습니다. 다만 우리가 일상생활에서 지나치기 쉬운, 그러나 면역 강화에는 어떤 먹거리보다 중요한 몇 가지만 따로 소개하겠습니다. 이때 주의해야 할점은 어느 한 종류의 식품만 챙겨 먹는다고 면역력이 강화되는것이 아니라는 점입니다. 그런 특효 물질은 없습니다. 다만 아래에서 소개하는 몇 가지 식품은 꼭 챙겨 먹는 것이 좋습니다.

식이섬유

우리 형편이 좀 나아지면서 육식이 늘어났고 그러면서 상대적으로 식이섬유 섭취가 줄어들었습니다. 요즘 한국인들이 우리 몸에 필요한 식이섬유 양의 3분의 1밖에 먹지 않는다는 사실은 영양학계의 큰 걱정입니다.

유사 이래 가난하게 살아온 우리 민족이 그 짧은 시일 안에 세계 최장수국이 될 수 있었던 요인 중 하나는 조상 대대로 채식 위주의 생활을 해온 것입니다. 식이섬유의 주요한 기능을 요약해보면 다음과 같습니다.

- 보수성保水性 : 변을 부드럽게 하여 장을 청소하는 성질이 있다.
- 점성 : 찐득한 성질을 지녀 변이 소화관 내를 천천히 이동하게 하며 혈당치, LDL, 콜레스테롤을 억제하는 역할을 한다.
- 흡착성 : 유해물질을 흡착해 배설함으로써 독소 제거 효과가 있다.
- 발효성 : 유기산, 지방산으로 분해, 산성으로 변형되어 유해균을 감소시킨다.
- 변비를 예방하며 대장 청소를 말끔히 한다.
- 장내 유익균의 좋은 먹잇감이 된다.
- 면역력을 높인다.
- 암을 예방한다.
- 파이토케미컬을 함유하고 있다.

미네랄

미네랄은 우리가 하루 섭취하는 영양소에서 차지하는 비중이 워낙 적어서 별로 신경을 쓰지 않을 수도 있지만 절대로 무시해서는 안 됩니다. 미네랄은 단백질, 지방, 탄수화물, 비타민과 더불어 5대 영양소에 속하며, 미량이지만 우리 몸에 꼭 필요한 영양소입니다. 미네랄은 다음과 같은 기능과 특성이 있습니다.

- 4대 영양소의 체내 흡수를 도와 에너지로 전환한다.
- 효소의 화학반응을 돕는다.
- 골격과 치아, 혈액을 형성한다.
- 체내 산도(pH) 균형을 유지함으로써 산성화를 방지한다.
- 비타민의 활성화를 돕는다.

현대인에게 미네랄 결핍이 발생하는 원인은 여러 가지가 있습니다만, 대표적으로 화학 농법 그리고 식품에 첨가된 화학 첨가물, 식품 가공 기술 때문입니다. 미네랄이 부족하면 나머지 4대 영양소가 제 기능을 발휘하지 못하기 때문에 미네랄이 풍부한 먹거리를 다양하게 상시 복용함으로서 각종 질병에 대한 예방적 치료를 해야 합니다.

글루타민

아미노산의 일종으로 연구 결과 장 건강과 면역력 향상에 가장 유효한 성분임이 입증되었습니다. 그 기능을 요약하면 다음과 같습니다.

- 소장 점막의 최대 에너지원
- 대장 점막에 둘째로 중요한 에너지원
- 임파구 등 면역세포의 발육과 증식을 촉진하여 면역력 향상
- 항우울 작용
- 상처를 아물게 하는 기능

글루타민이 많이 함유된 식품은 날생선, 날고기, 날계란, 발아대맥(몰트) 등인데 이는 40도 이상에서 파괴되므로 날로 먹어야 합니다. 일상식에서도 필요한 양을 섭취할 수 있지만 면역 저하 상태나 감기, 무리한 다이어트로 영양이 부족한 상태 혹은 수술 후 체내에서 필요량을 합성하지 못할 때는 반드시 섭취를 통해 공급해야 합니다.

우리 몸은 포도당을 에너지원으로 쓰지만 이를 장관의 에너지로는 쓰지 않습니다. 장관의 에너지원은 글루타민입니다. 글

루타민 농도를 올리면 임파구가 활발히 세포분열을 시작해 증식함으로써 매크로파지의 기능을 활성화합니다. 하루 5밀리그램 정도만 섭취하면 충분한데 장을 튼튼하게 하는 중요한 영양소이니 단독으로 섭취하기보다 여타 장 건강에 좋은 올레인산, 식물성 유산균, 식이섬유, 마그네슘, 올리고당, 비타민 C, 허브, 물 등의 식품과 조합해서 섭취하면 좋습니다.

프로폴리스

최근 학자들 사이에서 강력한 항산화력을 갖는 물질로 아주 활발하게 연구되고 있으며, 면역력을 강화해주는 물질입니다. 프로폴리스는 천연 벌꿀에 많이 함유된 물질로서 20~30종 이상의 플라보노이드flavonoid가 함유되어 있습니다. 이것은 다른 식물 유래의 플라보노이드와 비교해 월등하게 높은 항산화 능력을 가진 것으로 학계의 주목을 받고 있습니다. 이외에도 프로폴리스는 항균, 살균, 항바이러스, 진통, 항염증, 세포활성, 조혈, 혈관 강화, 항종양, 항피로 등 생리적으로 다양한 기능을 가진 아주 귀중한 물질입니다. 특히 최근엔 항암 기능이 탁월하다는 사실이 증명되면서 많은 연구 보고가 나왔습니다. 특히 고형 종양(위암, 간암, 자궁암, 유방암, 전립선암, 폐암, 뇌종양, 방광암 등)의 경우 암세포를 사멸하는 효과가 있는 것으로 증명되었습니다. 이러한 프로폴리스에 대한 관심은 나날이 뜨거워지고 있어 최근 일본에서 열린 프로폴리스 국제회의에는 53개국에서 온 2,200명이 참가할 정도였습니다.

인간은 과학 문명의 발달과 함께 청결·쾌적·편리한 생활환경을 누릴 수 있게 되었습니다. 하지만 이로 인해 자연 속에서 여러 가지 다양한 생물과 공생하지 못하게 되면서 자연치유력이 저하, 면역 균형이 붕괴되고 근대 서양의학으로 치료하기 어려운 여러 가지 병을 앓고 있습니다. 특히 암을 비롯해 아토피, 천식, 꽃가루 알레르기 등의 병이 늘어나고 있는데, 특히 도시 아이들에게 많아 둘 중 하나 꼴로 이러한 양상을 보이고 있습니다. 이는 우리 몸을 지켜주고 있는 피부 상재균, 장내세균 등 미생물을 배제하는 생활 때문으로, 지나치게 깨끗한 청결벽이 만든 현대사회의 문명병입니다.

효소

많은 사람들이 효소가 얼마나 중요한지 잘 모릅니다. 효소가 무엇인지도 잘 모릅니다. 우리가 포도를 먹어야겠다는 생각만 해도 입에 침이 고이는데 이는 '포도를 먹을 테니 이를 소화할 효소를 분비하라'는 뇌의 명령이 떨어졌기 때문입니다. 아직 입에 들어오지도 않았지만, 포도 생각만으로 소화 효소가 분비되는 것입니다. 효소는 음식마다 종류를 달리하여 준비해야 하기 때문에 종류가 아주 많습니다. 또한 효소가 없으면 소화가 안 되고 소화한 음식물을 대사과정을 거쳐 몸에 흡수하는 일이 잘 되지 않습니다.

효소에는 체내에서 만들어지는 잠재효소와 음식물에서 얻을 수 있는 식품효소가 있습니다. 잠재효소의 양은 유전적으로 타고납니다. 그러니 아끼는 것밖에 달리 어찌할 도리가 없습니다. 잠재효소는 또다시 소화효소와 대사효소로 나뉘는데, 과식을 하고 소화하느라 너무 많은 효소를 써버리면 대사 흡수가 잘 되지 않습니다. 다시 말해 우리가 먹은 음식이 소화가 안 되는 겁니다. 밥 한 그릇이 분해되지 않은 채 고스란히 장에 남아 노폐물 덩어리로 썩어가면서 지독한 냄새를 풍긴다고 생각해보세요 그러니 잠재효소를 아끼기 위해 과식을 하면 안 됩니다.

이처럼 효소는 우리 몸의 파수꾼으로서 다양한 기능을 하고 있습니다. 소화와 흡수, 분해, 배출, 해독, 살균, 혈액 정화, 세포 부활, 면역력 증강 등 생명활동에 직접적으로 작용하는 것이 바로 효소입니다. 그러니 효소가 부족하면 우리 몸에 어떤 문제가 생길 것인가는 충분히 이해가 될 것입니다.

실제로 우리 몸이 필요로 하는 물질은 9가지입니다. 잘 알려진 5대 영양소인 탄수화물, 지방, 단백질, 비타민, 미네랄 외에 꼭 필요한 것이 4가지 더 있는데 바로, 섬유질, 파이토케미칼, 물, 효소입니다. 문제는 3대 영양소인 탄수화물, 지방, 단백질을 너무 많이 섭취함으로써 소화 대사가 잘 이루어지지 않아 우리 몸에 독소가 쌓인다는 점입니다. 따라서 이를 해독, 배설한 후 부족한 효소는 보완해주어야 합니다.

이제 우리가 왜 효소를 먹어야 하는지 그 이유를 분명히 알게 되었습니다. 《클린 거트》의 저자인 알레한드로 융거 박사는 장내세균총의 가장 놀라운 기능이 바로 면역계 조절 능력에 있다고 말합니다. 또한 장 건강을 위해 효소와 같은 미생물이 살아 있는 식품 즉, 발효식품을 먹어야 한다고 강조합니다. 두 번이나 발효 과정을 거쳐 몸에 좋은 식초 음료도 시중에 나와 있으니 활용하면 좋습니다. 맛, 건강, 대중성을 모두 맞추기 위해 산도를 낮추고 건강한 단맛이 나도록 제조해 만든 식초 음료입니다. 또한 미국에서는 '사과초(Apple Cider Vinegar)'라는 식초 음료가 오래전부터 인기리에 판매되고 있습니다. 효소에 대해 알아두어야 할 점은 다음과 같습니다.

- 인체가 평생 생산하는 효소량은 일정하다(에드워드 하웰). 따라서 체내 효소를 충분히 갖고 태어나면 장수한다.
- 효소 종류는 수없이 많지만 크게는 소화효소와 대사효소로 분류, 그 비율이 1:3 정도가 건강한 상태다(김세현).
- 과식이나 소화가 힘든 음식을 섭취하면 이를 소화하기 위해 소화효소를 많이 소비해 대사에 쓸 효소가 적어진다.
- 따라서 일정량밖에 없는 효소를 아껴 써야 한다. 폭식이나 주전부리를 자주 하는 것, 소화가 힘든 음식 등을 피해야 하는 이유다.

일상 식단에서 유념할 것들

면역에 있어 가장 중요한 것은 먹거리입니다. 갈수록 식성이 서구화되어가지만 한국 전통식만큼 건강한 것이 없다는 사실을 유념해야 합니다. 그리고 아래의 사항을 염두에 두고 식단을 구성하면 더욱 좋습니다.

- 따뜻하고 좋은 물

- 생강차, 홍삼차

- 녹차, 당귀, 백작약

- 벤나 주스

- 항암 효과가 검증된 생리활성물질 : 비타민 E, 파이토케미컬, 사
  포닌, 베타글루칸, 오메가3

- 장을 튼튼하게 하는 영양소

  - 올레인산(장 자극, 배변, 항산화 작용)

  - 올리고당(비피더스균의 먹이)

  - 마그네슘(장을 부드럽게 함)

  - 비타민 C(장 운동, 항산화 작용), 비타민 D

  - 글루타민 함유식품 : 날고기 어류, 육류, 날계란, 발아대맥(장 면역력 강화)

  - 초유 : 면역물질을 제일 많이 함유

  - 콜라겐, 태반 : 혈관의 탄력·면역력 상승

  - 면역세포를 구성하는 단백질, 셀레늄, 아연, 비타민, 불포화지방산,
    오메가3

면역 강화 식사법

평소 우리는 교감신경 우위 상태에 있습니다. 그만큼 긴장하고 있다는 의미입니다. 긴장하고 불안한 분위기에서는 밥맛도 없거니와 먹어도 소화가 잘 안 됩니다. 이처럼 교감신경이 흥분되면 면역력도 저하됩니다. 따라서 식탁 분위기가 무척 중요합니다. 식사를 할 때만큼은 편안하고 즐거운 분위기여야 합니다. 교감신경이 흥분되어 저하된 면역력 회복할 수 있도록 부교감신경이 우위가 되는 식탁 분위기로 바꾸어볼 필요가 있습니다.

부교감신경 회복을 위한 식습관
- 즐거운 식탁 분위기 만들기 : 지중해식을 비롯한 세계 장수국의 식탁 분위기
- 골고루, 천천히, 잘 씹어 먹기(한 번에 30회)
- 한 끼 30분 걸려 먹기
- 찬 음식 피하기
- 과격한 다이어트 하지 않기
- 과식은 금물, 80퍼센트만 배 채우기, 절대 소식
- 자연과 가까이하며 제철 음식, 신선한 유기농 및 친환경 식재료 먹기

장관면역과 장내세균

●●

장은 최대의 면역 장기입니다. 면역의 70퍼센트가 여기서 만들어집니다. 임파구의 B세포나 T세포 대부분이 장에 분포해 있으며 항체도 여기서 만들어집니다. 장에서 면역 기구 역할을 하고 있는 조직이 바이엘판이라고 하는 소장의 임파 조직입니다. 골수에서 만들어진 T세포가 바이엘판에 운반되면 비로소 활성화됩니다. 장관면역에 가장 많은 영향을 미치는 장내세균의 기능을 요약하면 다음과 같습니다.

- 면역력, 자연치유력을 높인다.
- 5,000종 이상의 효소를 만든다.
- 화학물질, 발암성 물질을 분해한다.
- 병원균을 배제한다.

- 소화, 흡수, 대사를 돕는다.
- 비타민을 합성한다.
- 세로토닌 등 행복물질의 전구물질(어떠한 화합물을 합성하는 데 있어 필요한 재료가 되는 물질)을 뇌로 보낸다.

장내세균의 종류와 기능

장에는 언제나 대량의 침입자가 우리가 먹는 음식에 섞여 들어옵니다. 따라서 강력한 면역 시스템이 발달되어 있어야 합니다. 장에는 많은 세균이 군락을 이루어 서식하는데 외적의 침입에 대해 세균군이 서로 긴밀히 연대하여 외적을 격퇴합니다.

장에는 소화 흡수를 위한 세포뿐만 아니라 신경세포도 많이 분포해 있습니다. 장내세균총(세균의 집합)은 성인에서 500종 이상, 개수로는 100조 개 이상 서식하고 있습니다.

세균총을 형성하고 있는 세균 중에는 몸에 좋은 유익균과 나쁜 영향을 미치는 유해균이 있으며, 장내 사정에 따라 유익균도 되고 유해균도 되는 중간균도 있습니다. 유익균이 많아야 장이 젊고 중간균도 유익균으로 바뀝니다. 하지만 유해균이 많으면 중간균도 유해균이 되어 장이 노화하고 면역력도 떨어집니다. 60세가 지나면 장 기능이 둔화되어 비피더스균, 유산균 등의 유익균은 줄어들고 유해균이 증가합니다.

유익균의 대표격이 유산균입니다. 유산균은 당질로부터 유산을 만드는 세균의 총칭으로, 그 기능을 요약하면 다음과 같습니다.

- 유해균을 억제하며 병원균 침입을 막아 장내세균총을 안정시킨다.
- 음식의 소화·흡수·대사 활동을 도와 미네랄의 흡수·배출을 통제한다.
- 장내 부패를 억제하고 설사·변비를 막고 유해물질, 병원균을 먹어 치운다.
- 비타민류, 부신피질호르몬, 여성호르몬 등의 합성 작업을 돕는다.
- 바이러스 증식, 병의 발증을 저지하는 인터페론을 만들어내는 능력을 높인다.

장내세균 건강을 위한 팁

유산균을 섭취하면 면역력이 좋아질 뿐만 아니라 여러 가지 유익한 기능이 발휘되는데, 이는 유산균의 세포벽에 존재하는 강력한 면역증강인자가 장의 상피세포 사이 임파구나 점막고 유층의 베타임파구를 자극하기 때문입니다. 장내세균을 건강한 상태로 유지하려면 다음의 사항을 지키는 것이 좋습니다.

- 곡류, 채소류, 콩류, 과일류 등 식물성 식품의 섭취는 장내세균의 좋은 먹잇감(프리바이오틱스)이 되므로 잘 챙겨 먹어야 한다.
- 발효식품을 충분히 섭취한다.
- 식물유植物油를 섭취한다.
- 가공식품은 피한다.
- 잘 씹어 먹는다.
- 적절한 운동을 한다.
- 자연친화적인 생활을 한다.

자신의 몸에 유산균이 얼마나 활발히 기능하고 있는지 정기적으로 점검해봐야 합니다. 다음은 자신의 유산균력을 체크하기 위한 문항입니다. 해당하는 문항에 체크하고 1점씩 매겨봅니다.

유산균력 체크리스트

번호	내용	체크
1	변통 컨디션이 나쁘고 변비가 있다.	
2	방귀 냄새가 고약하다.	
3	피부가 거칠다.	
4	잠들기 힘들고 수면이 부족하다.	
5	우유나 유제품을 잘 먹지 않는다.	
6	아침을 거를 때가 많고 식사시간이 불규칙하다.	
7	육류를 많이 먹고 야채와 과일을 적게 먹는다.	
8	잘 걷지 않고 앉아 있는 시간이 많다.	
총 계		

체크 결과   1~4점 : 유산균력이 저하된 상태.   5점 이상 : 유산균력이 거의 없다.

중간균의 역할

유익균은 지방을 연소해 체중을 줄여주지만 유해균은 지방과 당분을 흡수하는 성질을 갖습니다. 이때 장내세균의 70~80퍼센트를 차지하는 중간균은 유익균도 유해균도 아닌 상태로, 건강한 장 환경을 위해서는 이들을 유익균으로 만들어야 합니다. 다음은 중간균의 상태를 체크하기 위한 문항입니다. 해당하는 문항에 체크하고 1점씩 매겨봅니다.

| 중간균 상태 체크리스트

번호	내용	체크
1	다이어트를 해도 살이 안 빠진다.	
2	먹는 양은 적어도 살이 찐다.	
3	감기에 잘 걸린다.	
4	피부가 거칠다.	
5	방귀, 변 냄새가 고약하다.	
6	설사, 변비에 잘 걸린다.	
7	운동을 거의 안 한다.	
8	튀긴 음식을 좋아한다.	
9	정제된 흰쌀밥을 먹는다.	
10	낫토, 유제품, 발효식품을 잘 안 먹는다.	
	총 계	

체크 결과   **4점 이상 : 유해균이 우세한 상태**

    중간균을 유익균으로 만들어 유익균을 늘리려면 유익균이 좋아하는 고식이섬유, 저지방 식사를 매일 하는 것이 좋습니다. 이때 양배추 초절임이 유익균을 늘리는 데 특히 좋습니다.

면역력 증강에 좋은 디자이너 푸드

디자이너 푸드designer food란 미국 국립암연구소가 연구 중인 암 예방에 좋은 식품군을 말합니다. 다음의 그림은 디자이너 푸드 피라미드로, 상층에 있는 음식일수록 면역 증강 효과가 크다는 의미입니다. 이 피라미드에서는 암 예방에 가장 좋은 식품

| 미국 국립암연구소의 '디자이너 푸드 피라미드'

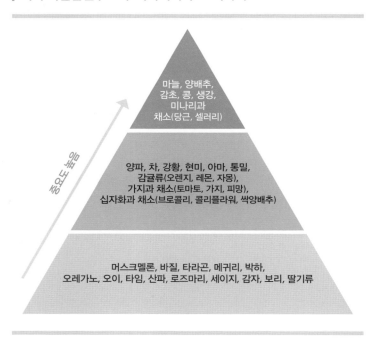

마늘, 양배추, 감초, 콩, 생강, 미나리과 채소(당근, 셀러리)

양파, 차, 강황, 현미, 아마, 통밀, 감귤류(오렌지, 레몬, 자몽), 가지과 채소(토마토, 가지, 피망), 십자화과 채소(브로콜리, 콜리플라워, 싹양배추)

머스크멜론, 바질, 타라곤, 메귀리, 박하, 오레가노, 오이, 타임, 산파, 로즈마리, 세이지, 감자, 보리, 딸기류

면역 증강

으로 마늘, 양배추가 그다음으로 올라 있습니다. 특히 양배추는 수용성, 불용성의 두 종류 식이섬유가 풍부하게 있으며 이를 바탕으로 활성산소를 억제하는 강력한 항산화 작용을 합니다. 하루 100그램씩 2주간 먹으면 장내 부패물질이 줄어들고 장내 환경이 개선됩니다.

장내 환경을 개선하기 위해 섭취해야 하는 식품과 유의사항은 다음과 같습니다.

- 유익균을 활성화하여 장내 환경을 개선해줄 식물성 발효식품 : 김치, 낫또, 산미가 있는 반찬, 양념
- 유산균, 비피더스균의 보고인 동물성 발효식품 : 꿀 또는 바나나를 곁들인 무당 요거트, 치즈
- 유익균의 먹이 : 수용성 식물, 해조류
- 장의 유동운동을 활발하게 해주는 불용성 식이섬유 : 양배추, 상추, 시금치, 우엉, 낫토, 아보카도, 곤약, 버섯 등
- 비피더스균의 먹잇감으로 건강한 장내 환경을 만드는 식품 : 올리고당 함유 식품, 마늘, 양파, 양배추, 바나나, 커피 한 잔
- 체온을 올리는 식품 : 생강, 고추, 양파, 아몬드, 육류, 어패류
- 육류나 어류 등 동물성 단백질을 과식하면 대장균(유해균)의 먹이가 되므로 하루 적정 섭취량을 지킨다. 육류는 40~60그램, 어류는 40~100그램(하루 기준)

- 천천히 잘 씹어야 활성산소가 적게 발생한다. 이는 곧 장내세균을 활성화하여 면역력을 증강하는 효과가 있다. 침이 아밀라아제, 리파아제를 통해 활성산소를 제거하려면 **30**초가 걸린다. 즉 **30**번 씹어야 한다.

장과 뇌는 연결되어 있다

••

장내세균은 세로토닌, 도파민 등 뇌 신경전달물질의 전구물질을 만들어 뇌에 보냅니다. 이는 뇌 신경세포의 시냅스 기능에도 영향을 미칩니다. 세로토닌, 도파민의 양이 적은 무균 상태의 쥐를 통해 동물실험한 결과 진화 과정에서 장내세균의 작용이 신생아의 뇌 발달 과정에 관여한다는 사실이 밝혀지기도 했습니다.

유산균이 만든 행복물질인 도파민, 세로토닌의 전구물질은 혈액뇌관문blood brain barrier : BBB을 쉽게 통과합니다. 도파민은 필수 아미노산인 페닐알라닌, 세로토닌은 트립토판을 섭취해야 합니다. 이들 전구체는 장내세균이 없으면 합성되지 않습니다.

플로리다 대학교 B. 아라고나 박사의 연구에 의하면 인간이 연애 감정인 애정을 느끼는 지속 시간을 조사한 결과 보통 2년을 넘기지 못한다고 합니다. 이것은 도파민 부족에서 오는 것으로 장내세균이 그 전구체를 못 만드는 데 원인이 있습니다.

장은 제2의 뇌라고 불리며 실제로 뇌세포에 버금가는 신경세포가 장 속에 분포되어 있습니다. 인간의 발달 과정에서 뇌가 장에서 비롯했기 때문입니다. 장이 뇌보다 현명하다고 말하는 학자도 있습니다. 뇌는 먹거리가 안전한지 아닌지 판단하지 못하지만 장은 할 수 있으니 말입니다.

실제로 인간의 감정이나 기분을 결정하는 물질은 대부분 장에서 만들어집니다. 장은 단지 관tube이 아니고 복잡한 생체기능을 갖는 중요한 기관인 것이지요. 장은 뇌와 마찬가지로 '생각하는 장기'입니다.

장관운동은 독립된 자율신경이 조절합니다. 그 사령부는 복부 후벽에 있어 마치 태양빛처럼 반사된 모양으로 분포되어 있기 때문에 '태양신경총'이라 불리기도 합니다. 최근 많은 사람들이 고통받고 있는 기능성 위장증, 과민성 장 증후군, 변비 등은 이러한 자율신경의 난조에 기인합니다. 이러한 병은 검사를 해보면 큰 이상이 발견되지 않곤 하는데 실상은 태양신경총의 이상으로 장내세균총 난조에 빠진 것일 수도 있습니다. 이처럼 뇌와 장은 밀접한 관계를 맺고 있습니다.

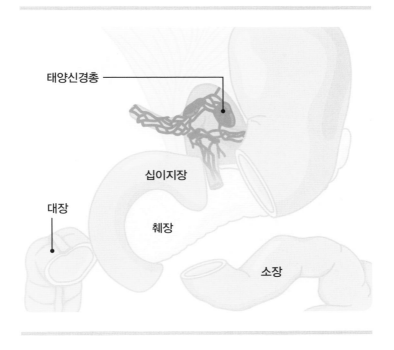

태양신경총

십이지장

대장

췌장

소장

스트레스가 장내세균에 미치는 영향

●●

스트레스가 쌓이면 면역력이 약해지고 감염증에 잘 걸립니다. 그 원인은 결국 장내세균총의 변화 때문입니다. 최근 스트레스에 의해 방출된 카테콜아민(교감신경 자극 전달물질)의 수용기 receptor가 장내세균에도 있다는 사실이 밝혀졌습니다.

세로토닌을 예로 들어보겠습니다. 이 호르몬이 부족하면 뇌에서 우울증을 비롯하여 여러 가지 세로토닌 결핍 증후군이 발생합니다. 그런데 이 호르몬이 처음 만들어지는 곳은 장입니다. 인간의 체내에는 약 10밀리그램의 세로토닌이 존재하는데 그중 90퍼센트는 소장의 점막 위 크롬 친화성(EC) 세포 속에 존재합니다. EC세포는 세로토닌을 합성하는 능력이 있으며 여기서 합성된 세로토닌은 장의 근육에 작용, 소화관 운동에 관여합니다. 8퍼센트는 혈소판에 존재하며, 뇌에 존재하는 세로토닌은 나머지 2퍼센트에 불과합니다. 그러나 이 소량의 세로토닌이 인간의 정신 활동에 미치는 영향은 어마어마합니다.

결국 스트레스에 대한 반응을 조절하는 것은 장내세균입니다. 장내세균이 스트레스를 억압하고 신경성장인자나 신경전달물질을 뇌로 보냅니다. 그러니 우리를 행복하게, 편안하게 만들고 있는 건 뇌가 아니라 장내세균입니다. 아래에 장내세균이 뇌에 미치는 영향을 보면 이를 한층 이해하기 쉬워집니다.

- 뇌를 발달시켜 차분한 성격을 만든다.
- 행복물질을 만들어 애정이 깊어지게 한다.
- 스트레스 반응을 억제한다.
- 신경전달물질의 분비량을 결정한다.

스트레스와 면역 시스템

면역력이 좋아지려면 그 주력부대인 장이 건강하고 깨끗해야 합니다. 장이 건강하려면 여러 가지 기관들이 협동, 조화를 이루어야겠지만 특히 다음의 기관들이 균형에 맞게 잘 돌아가야 합니다.

- 면역세포
- 장내 미생물
- 장내 상피세포

이들 사이에 절묘한 균형이 잘 유지되어야 면역력이 좋은 상태를 유지합니다. 이러한 균형은 뇌의 의지가 아닌 장의 자율적인 활동으로 이루어집니다. 건강할 때는 이 균형이 한 치의 오차도 없이 유지되지요. 생각할수록 신비롭고 감동적입니다.

한편 스트레스는 전신반응을 일으킵니다. 특히 스트레스는 면역의 주력부대인 장에 직격탄을 날립니다. 우선 시상하부에 있는 면역계는 물론이고 생명과 직결되는 4대 시스템인 정신계, 신경계, 내분비계에도 심각한 영향을 미칩니다. 여기서 끝나지 않습니다. 스트레스를 받으면 온몸에 심각한 문제가 일어나는데 대략 다음과 같습니다.

- 면역세포의 사멸로 면역체계가 약해진다.
- 장내 미생물 생태계를 병원균이 우세한 상황으로 만든다(중간균이 유해균으로 바뀐다). 특히 평소에는 염증을 억제하던 조절T세포가 염증을 일으키는 T임파구로 변신하여 아군을 적으로 인식한다.
- 장 점막에 구멍이 뚫리는 장누수증후군이 생긴다. 스트레스를

받으면 코르티솔 호르몬이 증가하여 세포에 염증성 사이토카인을 분비하고 장내 점막을 공격하여 염증을 유발해 면역 시스템의 1차 방어벽에 구멍이 난다. 장 투과도가 증가하면 유해균에 무방비 상태가 된다.

장누수증후군을 조심하라

고약한 생활환경이나 습관으로 장내 면역세포와 미생물, 상피세포 사이의 정교한 균형이 무너지면 장 건강이 악화, 면역력이 저하됩니다. 그 최악의 상태가 장누수증후군입니다. 장내 상피세포와 치밀이음부tight junction의 연결이 느슨하게 되어 장 투과도가 증가한 상태입니다. 한마디로 장에 구멍이 뚫려 내용물이 새 나오는 상태를 생각하면 됩니다.

장누수증후군의 원인은 다양하지만 특히 스트레스, 수면 부족, 설탕과 밀가루 음식, 환경 호르몬, 스테로이드, 항암제 등이 주범입니다. 장누수증후군이 발생하면 덜 소화된 단백질 및 병원균이 내뿜는 독소가 장에 뚫린 구멍을 통해 바로 혈류에 진입하여 온몸에 병소를 만듭니다. 따라서 건강한 면역을 유지하기 위해서는 장이 깨끗해질 수 있도록 유산균 등 유익균을 풍부한 상태로 만들어야 합니다.

특히 스트레스는 우리 면역 시스템에 치명적인 영향을 미칩니다. 따라서 이러한 스트레스에 대처하기 위해 가장 중요한 것이 마음가짐입니다. 긍정적으로 생각해야 합니다. 스트레스를 받는 상황이 되더라도 담담하게 받아들입시다. 도쿄 대학교 후지타 고이치로 교수의 주장과도 같이 스트레스를 받아도 긴장이 되어 도리어 일의 능률이 오른다고 생각하면 더욱 긍정적인 결과가 올 수 있습니다.

특별대담

음식과 면역력의 관계

: 더엔케이의원 정양수 원장

이시형 앞으로 예방의학은 면역을 중심으로 논의가 이루어
질 것이며 그중 먹거리가 가장 중요합니다. 오늘은 영양의학을
전문으로 하는 더엔케이의원 정양수 원장님과 대담을 준비했
습니다.

정양수 한국인의 수명과 식생활의 관계를 살펴보기 위해 조
선시대 역대 왕들의 식습관과 수명에 대해 이야기해보겠습니
다. 조선시대 왕 27명의 평균 수명은 47세, 일반 백성은 36세입
니다. 가장 장수한 영조대왕은 82세까지 살았으며 소식하고 건

강 음식을 챙겨 먹는 등 건강에 많은 신경을 썼습니다. 그에 반해 세종대왕의 수명은 54세로, 비만이었고 운동 부족에 당뇨를 앓았습니다.

기대수명과 건강수명의 격차가 해마다 점점 커지고 있습니다. 2017년 기대수명은 82.7세(OECD 국가 평균 80.7세)로 100년 전 50세 미만이었던 것에 비하면 1세기 만에 30년이 연장되었습니다. 반면 건강수명은 65세로 약 18년 정도 늘어나는 것에 그쳤습니다. 그 이유는 바로 만성질환자가 늘어난 까닭입니다. 건강수명을 늘여야 하는 이유가 단순히 삶의 질 때문만은 아닙니다. 건강수명을 늘이지 못하면 그만큼 건강 유지 비용도 엄청나게 늘어날 수밖에 없습니다.

이시형 한식의 특징은 무엇일까요? 한식이 우리 건강에 미치는 장단점이 뭐라고 보십니까?

정양수 먼저 한식은 밥이 주식, 반찬이 부식인 반상飯床 문화의 전형입니다. 밥과 반찬을 통해 탄수화물, 단백질, 지방, 비타민, 미네랄 등 5대 영양소를 골고루 섭취할 수 있는 웰빙 식단입니다.

한식의 장점은 첫째, 한국 사람들이 즐겨 먹는 각종 나물에 노화와 만성질환의 주범으로 알려진 활성산소를 없애주는 항산화·항염증 나아가 항암 효과까지 풍부한 성분이 들어 있습니다. 100세를 넘긴 국내 장수 노인의 공통점 중 하나가 나물을 즐겨 먹는 것입니다. 한식에 담긴 철학 중 하나가 약식동원 즉 약과 음식은 근원이 같다는 것인데, 실제로 그러합니다.

둘째, 두부와 같은 콩 식품과 김치, 젓갈 등 발효음식이 많고 들기름, 참기름 등을 통해서 몸에 좋은 불포화지방을 섭취할 수 있습니다. 또한 각종 다양한 나물과 채소를 통해서 식이섬유와 파이토케미컬을 섭취할 수 있습니다.

셋째, 양념 문화의 발달입니다. 서양 음식에서 소스sauce에 해당하는 것을 우리는 '양념'이라고 부릅니다. 양념을 한자로는 '藥念'으로 표기하며 '약'과 '생각'이라는 뜻을 가진 글자를 합쳐 '먹어서 몸에 약처럼 이롭기를 염두에 둔다'는 뜻입니다. 양념은 음식의 잡내를 잡아줄 뿐 아니라 몸을 보補하는 약재인 셈입니다. 약리 활성 효과가 있는 양념 재료로는 마늘, 생강, 대추, 은행, 황기 등이 있습니다.

건강식으로 널리 알려진 전통 지중해식 식단이 한식과 참 비슷합니다. 지중해식 식단에는 과일과 야채, 생선, 올리브 오일,

곡물이 풍부하고, 붉은 고기나 유제품이 적어 저포화지방, 고식이섬유 식단입니다. 다시 말해 건강에 좋은 다양한 채소와 건강한 단백질인 콩류와 생선을 많이 섭취할 수 있는 것입니다. 또한 지중해식 식단에서는 올리브유와 같은 좋은 기름을 사용하는데 이는 한식에서는 주로 들기름을 사용하는 것과 비슷합니다.

　수만 명의 사람들을 대상으로 한 대규모 연구에서 지중해식 식단이 심장병, 중풍, 암에 의한 사망률을 10~40퍼센트 가량 감소시킨다는 결과가 나왔습니다. 뿐만 아니라 지중해식 식단에는 우울증, 치매, 비만, 당뇨병, 고혈압의 발병을 줄여주는 것은 물론 체내 염증반응과 활성산소 생산 억제, 혈관내막 기능 개선, 콜레스테롤 수치 저하의 효능이 있습니다. 지중해식 식단과 유사한 특성을 가진 한식에서도 비슷한 결과를 기대할 수 있습니다.

이시형 그렇다면 건강에 좋은 한식에도 단점이 있나요?

정양수 첫째, 우리나라 사람들이 즐겨먹는 밥은 도정한 흰쌀밥입니다. 흰쌀밥은 대표적인 정제 탄수화물입니다. 정제 탄수화물이란 인공적으로 합성하거나 도정이나 정제를 거친 곡류로 설탕, 흰 밀가루, 백미가 대표적입니다. 곡물을 도정할수록 질감이 부드럽고 유통기간이 늘어납니다. 그러나 도정 과정에서 배아와 겨, 속껍질 등이 제거됩니다. 그런데 비타민, 무기질, 불포화지방, 단백질과 섬유소, 파이토케미컬 등 곡물의 풍부한 영양분은 66퍼센트 정도가 씨눈에, 29퍼센트가 속껍질에 있습니다. 따라서 도정을 거친 백미에는 이러한 영양분들이 불과 5퍼센트 정도만 남고 칼로리를 담당하는 탄수화물 성분만 남게 됩니다. 결국 껍질을 벗겨낸 정제된 백미를 먹으면 영양소는 적고 칼로리만 있는 음식인 가공식품을 먹는 것과 같은 상황이 됩니다.

둘째, 국물을 줄여야 합니다. 나트륨 소비가 높은 우리나라에서 국물을 말끔하게 비우는 식습관을 고수하면 혈압이 높아질 염려가 큽니다. 이외에도 얼큰하고 달콤한 맛이 지나치게 많은 양념도 문제가 될 수 있습니다.

셋째, 각종 다양한 채소를 장기간 보관해 먹고자 짜게 염장식품을 만든다는 것입니다. 우리나라와 일본, 중국은 채소를 소금에 절여서 발효해 먹는 독특한 음식 문화가 발달했습니다. 그런데 이로 인한 문제가 있습니다. 소금에 절인 채소에 여러 가지 양념을 넣고 발효하면 유산균처럼 우리 몸에 이로운 작용성

물질도 형성되지만, 나이트로소아민과 같은 발암물질도 함께 생깁니다. 다시 말해 소금에 절인 채소를 많이 섭취하면 그만큼 암을 유발할 수 있는 여러 가지 물질도 더 많이 섭취하게 된다는 의미입니다. 지금까지 소금과 위암의 상관관계에 대해서는 많은 연구가 이루어졌는데, 2003년 WHO는 소금이나 소금에 절인 음식이 위암을 일으킬 수 있다고 결론 내린 바 있습니다.

그 후에도 소금에 절인 식품이 위암의 발생을 증가시킨다는 연구 결과가 속속 발표되고 있는데, 우리나라와 음식 문화가 가장 비슷하다고 할 수 있는 일본에서 7만 7,500명의 성인들을 11년 이상 추적 관찰해 발표한 2010년 연구에 따르면 소금에 절인 채소를 많이 섭취한 사람들에게는 위암 발생 위험이 124퍼센트 증가한다고 밝혀진 바 있습니다. 또한 소금에 절인 생선알을 많이 섭취한 사람들은 위암의 위험이 66퍼센트 증가할 뿐 아니라, 대장 직장암의 발생 위험이 25퍼센트, 뇌졸중의 발생 위험이 14퍼센트 증가했으며, 소금에 절여서 말린 생선을 많이 섭취한 사람들도 대장 직장암의 발생 위험이 40퍼센트 증가한 것으로 밝혀졌습니다.

이시형　소금이 문제가 되는 경우는 주로 정제한 소금일 때입니다. 그러나 가열 처리한 죽염은 특히 유해한 나트륨의 독성이 사라지고 죽통에 넣고 진흙 뚜껑으로 덮어 아홉 번 굽는 과정을 통해 유익한 미네랄이 증가하여 항산화력뿐 아니라 환원력까지 있다는 게 확인되었으니 참고로 하면 좋겠습니다.

한식의 또 다른 문제는 농작물에 뿌리는 농약과 비료입니다. 한국이 농약과 비료를 세계에서 제일 많이 쓰는 걸로 알려져 있습니다. 하지만 요즘 유기농 내지 친환경 농작물 재배에 많은 사람들이 노력하고 있어 장래가 어둡지만은 않습니다. 저도 메디올가 기업에 동참하여 유기농 운동을 적극 홍보하고 있습니다. 유기농산물로 만든 한식은 명실공히 세계 최고의 건강식단이 될 것입니다. 그렇다면 몸에도 좋은 한식을 우리나라 사람들이 제대로 먹고 있을까요?

정양수　배달의 민족이 먹는 한식이 배달 음식으로 더 널리 사랑받고 있습니다. 하지만 사실 배달 음식은 한식을 상업화된 형태로 변형한 것이기 때문에 약이 되는 양념보다는 입맛을 사로잡기 위한 조미료와 설탕을 많이 넣어 만듭니다. 즐겨 시켜먹는 배달 음식의 당도를 조사해보면 놀랄 정도로 높습니다.

이시형 배달 음식 이야기가 나오니 생각나는 것인데, TV에 나오는 조리법 강사들의 무분별한 양념 사용도 걱정입니다. 특히 정제 설탕이나 소금을 맛을 내기 위한 목적으로 듬뿍 퍼 넣는 장면이 자주 나오며 인기를 끌고 있습니다. 제작진이나 출연진 모두 그것이 얼마나 건강을 해치는지 알 만한데도 전혀 개선되지 않고 있어 안타깝습니다.

오늘은 한식에 대한 인식을 새롭게 하고 그 장단점도 돌아볼 수 있는 유익한 시간이었습니다. 바쁜 시간을 내주신 정 박사님, 감사합니다.

5장

자연이
만병을 고친다

대지는 위대한 치유자

●●

신기하고 신비롭습니다. 마른 씨앗 하나가 땅에 떨어져 싹이 트고 자라 저 하늘 끝까지 거목으로 성장한다는 게 믿어지지 않습니다. 땅을 파봐야 맨 흙덩이뿐인데 이 위대한 생명력은 도대체 어디서 유래하는 것일까요. 천지 우주 창조의 신비스러운 조화임이 틀림없습니다.

농사를 지어보지 못한 사람이 대지의 위대한 힘을 믿기란 쉽지 않습니다. 가뭄에 타는 채소 밭에 물을 주어보십시오. 오후만 되어도 시들시들 하던 채소가 생기를 띠며 쑥쑥 자라는 게 눈에 보입니다. 가뭄 끝에 물을 만난 채소가 자라는 것을 보는 상쾌한 기분을 과연 무엇으로 설명해야 할까요. 농사일이 때로는 지겹고 고되지만 풍성한 가을걷이만큼 우리 마음을 넉넉하고 풍요롭게 해주는 것이 또 없습니다. 대지의 위대한 힘을 몸으로 느끼는 것. 작게나마 농사를 지어본 사람만이 누릴 수 있는 대자연의 축복입니다.

우리 힐리언스선마을에서 가장 인기 있는 프로그램이 자연 명상입니다. 도시인들은 자연과 너무 멀어졌습니다. 조용히 입산 의식을 마치고 천천히 산을 오릅니다. 그러고는 평탄한 곳에서 신발을 벗고 맨땅에 섭니다. 조용히 눈을 감으면 대지의 신선한 기운이 발바닥을 통해 온몸으로 번져 올라가는 것을 느낄 수 있습니다. 이건 아무리 둔감한 사람이라도 알 수 있습니다. 신선하고 힘찬 기운이 온몸 가득해집니다. 세포 하나하나가 외치는 소리를 들을 수 있습니다.

"아, 신선하다! 기분 좋다! 상쾌하다!"

이 소리가 안 들리거든 왼쪽 발바닥에 주의를 기울여보십시오. 찬 기운, 모래, 자갈, 흙, 나뭇가지, 잎사귀……. 하나하나 자세히 모두 느껴보십시오. 그 순간 아무 생각도 나지 않습니다. 오직 주의는 왼 발바닥에만 모여 있습니다. 우리는 이런 상태를 명상이라 부릅니다. 이번엔 발을 바꾸어보겠습니다. 더 깊이 느낄 수 있습니다. 대지와 내가 공명하며 하나가 되는 순간입니다. 조용히 제자리걸음을, 아주 천천히 해보겠습니다. 내 고민, 번민을 훌훌 털어 대지에 내려놓습니다. 기억하십니까? 하늘이 쩍쩍 갈라지는 번개도 대지는 순식간에 잠재웁니다. 하물며 인간이 가진 작은 번민이며 고민이랴. 내 작은 머리를 가득 채운 걱정과 스트레스를 대지에 '어스earth' 합니다. 다 풀립니다. 해독이 되어 온몸이 신선한 기운으로 넘쳐납니다.

　이번에는 그 자리에 누워 보겠습니다. 그리고 끝없이 펼쳐진 하늘을 올려 봅니다. 천상천하유아독존天上天下唯我獨尊의 기분에 빠져듭니다. 아프고 쑤시는 데도 흔적 없이 사라집니다. 대지는 위대한 치유자입니다. 살아 있는 생명력입니다.

우주의 순환 원리가 무너지는 일상

••

요즘 '자연인'을 소재로 한 TV 프로그램이 눈길을 끕니다. 도시에서와는 너무도 다른 생활을 하는 것에 호기심이 발동하기도 하지만 뭐니 뭐니 해도 그들의 건강함이 부럽습니다. 도시의 문명 생활은 편리하고 쾌적하지만, 공해에 찌든 환경을 비롯해 먹거리나 생활습관까지 도대체가 건강과는 거리가 멉니다. 자연인의 모습에 자꾸 마음이 갈 수밖에 없습니다.

자연 속에 묻혀 자연 그대로 사는 자연인의 생활은 단순, 소박합니다. 깊은 숲속에는 공해가 없습니다. 공기가 맑아 마음이 그지없이 편안합니다. 자연은 행복·편안 물질 세로토닌의 보고입니다. 먹거리도 스스로 가꾼 자연산입니다. 농약, 화학비료는 찾아볼 수 없습니다. 앞마당, 뒤뜰에서 채취한 것을 바로 먹습니다. 제철 음식입니다. 산은 자연산, 유기농의 보고입니다.

지천으로 널린 것이 자연산 나물입니다. 이보다 더한 건강식이 있을 수 없습니다.

'SBS 스페셜'에 방영되어 인기를 얻었던 다큐멘터리 〈산에서 암을 이긴 사람들〉의 동명 단행본 감수를 맡은 적이 있습니다. 책 속에는 나오는 사람들은 "앞으로 6개월 남았습니다. 집에 가서 마무리 잘하세요"라는 선고를 받습니다. 눈앞이 캄캄합니다. 그들은 모든 것을 체념하고 삶을 정리하여 산으로 들어갑니다. '죽으러' 말입니다. 그런데 이게 웬걸, 10년이 넘게 건강히 잘 살아갑니다. 그 허름한 산속 움막집에서 말이지요. 한두 명이 아닙니다. 이런 사람들이 꽤 많습니다. 결국 인간이 자연과 멀어지면서 불행해지고 건강에 문제가 생긴다는 사실을 이들이 보여줍니다. 자연 속에 사노라면 시한부 생명도 절로 치유될 지경입니다.

수천만 년을 이어온 대우주 순환 원리의 균형이 근년에 들어 인간이라는 동물의 장난으로 깨어지기 시작했습니다. 인간이라는 동물이 겁도 없이 대우주의 순환 원리를 무시하고 눈앞의 작은 소리小利에 눈이 어두워 엄청난 도전을 시작한 것입니다. 한마디로 대지는 그 위대한 생명력을 잃어가고 있습니다. 뿐만 아닙니다. 지구 온난화로 남극의 빙하가 녹아내리고 기상이변이 속출하고 있습니다. 북극의 백곰이 익사할 지경에 이르렀습니다. 최근 기상이변으로 일어나는 재해는 점점 규모가 커지고 빈도 또한 잦아지고 있습니다.

얼마 전 한 외신 기사를 읽고 소름이 끼쳤습니다. 캐나다의 기상학자가 녹아내리는 빙하를 배경으로 한 연설입니다.

"지구촌 여러분, 기상이변으로 난리죠? 그러나 이건 이변이 아닙니다. 정상입니다. 제 뒤의 이 아름다운 빙하가 녹아내리는 처절한 모습을 보세요. 지구 온난화가 이렇게 진전이 되고 있는데도 기상이 옛날 같다면 그것이야말로 이변일 겁니다."

1962년 레이첼 카슨의 저서 《침묵의 봄》은 지구인에게 큰 충격을 안겨 주었습니다. 봄이 되어도 나비 한 마리 찾지 않는 정원이라니. 한번 상상해보십시오. 끔찍한 일 아닙니까? 환경 전문가가 아니어도 오늘날 연이어 심해지는 환경오염 문제가 경악을 넘어 공포의 수준이라는 것을 직감할 것입니다. 하지만 당장 눈앞의 생산성 증대에 가려 환경오염을 막을 수 있는 효율적인 정책수행이 이루어지기란, 여전히 요원한 일인 듯합니다. 참 안타깝습니다.

자연이 병들면 인간도 병든다

땅이 병들면 만물이 병듭니다. 인간이라는 동물도 여기에 예외일 수 없습니다. 자연이 병드니 당장 인간의 건강에 문제가 생기기 시작했습니다. 나는 그간 예방의학에 주력해왔습니다. 힐리언스선마을, 세로토닌문화운동 역시 예방의학을 위한 국민운동입니다. 요즈음 문제가 되는 생활습관병 역시 예방의학에 대한 인식의 결여, 의지의 결핍에서 비롯합니다. 미세먼지로 얼룩진 생활환경의 악화는 정부가 해결해야 할 몫입니다. 이건 개인이 어떻게 해볼 수 있는 일이 아닙니다. 하지만 잘못된 생활습관은 스스로 개선할 수 있습니다.

지난 10년간 힐리언스선마을 운영해왔지만, 그것이 국민건강 전반에 미치는 영향은 극히 제한적일 수밖에 없다는 결론에 이르렀습니다. 더 적극적인 예방대책이 필요합니다.

더구나 우리는 지금 세계에서 제일 빠른 속도로 초고령사회에 진입하고 있습니다. 출산율 또한 세계 최저입니다. 통계를 보면 70세 후반을 넘어가면 둘 중 하나는 암 또는 치매에 걸립니다. 거기다 고혈압, 당뇨까지 합치면 보건정책의 근본부터 재정비할 필요가 있습니다. 노인 의료비는 해마다 20퍼센트씩 증가하고 국민건강보험의 재정 상태도 미래 사회를 대비하기에는 턱없이 부실합니다. 요즘은 옛날과 달리 장수하는 것만이 목표가 아닙니다. 문제는 건강입니다. 건강하고 행복해야 장수를 해도 의미가 있습니다. 이제는 누구도 믿어서는 안 됩니다. 자기 건강은 자기가 책임져야 합니다. 결국 나 자신이 바뀌어야 합니다.

춤고 배고픈 백성에서 최장수국 국민으로

●●

푸라 비다

'푸라 비다pura vida'. 이 말은 코스타리카 사람들의 생활 철학입니다. 영어로 직역하면 'pure life' 즉 순수한 삶이라는 뜻입니다. 자연 속에 묻혀, 자연과 함께, 자연처럼 산다는 게 그곳 사람들의 생활양식이자 의식입니다. 그들은 철학이라는 거창한 말을 쓰지도 않습니다. 그냥 그렇게 사는 것입니다. 자연스럽게. 그렇게 코스타리카의 니코야 반도는 세계 5대 건강 장수촌인 '블루존blue zone'이 되었습니다. 나는 스페인어를 모르지만 이 말이 무척 좋습니다. 그리고 내 나름의 해석을 붙여보면서 되새깁니다.

사실 우리도 옛날에는 그렇게 살았습니다. 빠른 산업화와 경제 성장을 이루느라 자연과 멀어지다 보니 건강에 문제가 생기기 시작한 것입니다. 한반도 5,000년의 역사는 한마디로 춥고 배고픈 생존의 역사였습니다. 농업국이니 하늘만 쳐다보고 농사를 지어야 합니다. 가뭄이라도 들면 아무리 넓은 들도 폐농廢農입니다. 게다가 좁은 땅, 물길 따라 논이 산으로 올라가기 시작해 논 한 마지기가 아흔아홉 조각이라는 말이 결코 과장이 아닌 곳에 가뭄까지 덮치면 수많은 아사자가 속출할 수밖에 없었습니다.

1960년대 군사혁명으로 산업화와 함께 녹색혁명이 이루어졌고 겨우 밥은 먹게 되었습니다. 그리고 1988년 서울 올림픽을 전후로 절대빈곤이 서서히 해소되기 시작했습니다. 이후 국민의 건강, 영양 상태도 좋아졌습니다. 산업화가 진행되면서 기대수명도 차츰 늘어나 이제는 82세, 우리는 세계 최장수국이 되었습니다. 정말 놀라운 발전이요, 축복입니다.

하지만 문제는 건강수명입니다. 건강수명이 70세를 겨우 넘어섰습니다. 통계적으로만 본다면 생의 마지막 10년 남짓한 시간은 병을 앓다 죽어야 한다는 의미입니다. 얼마나 큰 비극입니까. 개인 삶의 질도 문제지만 가족이나 국가 차원에서도 큰 고민거리가 아닐 수 없습니다. 그래서인지 요즘 사람들은 장수라는 말을 잘 쓰지 않습니다.

굶주렸기에 장수한다

가난과 굶주림, 영양실조에 시달려왔던 나라가 이처럼 짧은 시일에 세계 최장수국이 될 수 있었던 데에는 여러 복잡한 의학적 요인이 작동했을 것입니다. 그중 한 요인으로 나는 우리가 가난하고 굶주려왔기에 장수국이 되었다고 봅니다. 이는 자연의학, 생활습관 의학을 공부해온 학자로서 가지는 결론적 소신이기도 합니다.

내 나이 올해로 87세, 나는 한국 근대사를 대변할 수 있는 역사적 증인이기도 합니다. 어린 시절, 팔공산 두메에서 자란 우리는 야생마 같았습니다. 온 산과 들판을 돌아다니며 뒹굴고, 싸우고, 철이 들면서는 소를 먹이고, 쇠꼴을 베러 다녔습니다. 차가 없어 공해도, 스트레스도 없었습니다. 아니, 공해라는 말 자체가 없던 시절입니다. 아파도 갈 병원이 없었습니다. 다치거나 아플 때 할 수 있는 것이라고는 며칠 정양하는 것뿐이었지요.

우리 학교는 대구공항 동쪽 끝에 있었고 우리 마을은 서쪽 끝, 산비탈에 있었습니다. 족히 10리도 넘는 통학길을 매일 걸어 다녔습니다. 늑대가 많아 어른이나 상급생과 동행하지 않으면 갈 수도 없는, 멀고 먼 들길이었습니다. 어릴 적은 물론이고 어른이 된 후에도 패스트푸드는 물론 햄버거, 핫도그, 피자, 치

즈, 설탕이 없었습니다. 비만이라는 말이 없는 것은 물론 의과
대학에 다니던 시절만 해도 당뇨병, 고혈압이 지금처럼 많지 않
았습니다.

　돌이켜보면 그 시절은 요즘 아이들이 커가는 생활환경과는
근본적으로 다른, 별세계였습니다. 열악한 환경에서 살아남기
위해 고생도 많이 했지만, 자연면역력이 절로 튼튼해질 수밖에
없었던 건강한 시절이기도 했습니다. 논밭을 매고 나무 그늘에
낮잠을 즐겼던, 새삼 그립기만 한 지난 어린 시절입니다.

그래도 먹거리만은 지켜야 한다

◗◖

그러한 어린 시절은 이제 다 옛날이야기가 되었습니다. 산업화로 인해 환경이 오염되고 생활습관이 모조리 바뀌었습니다. 그럼에도 불구하고 양보할 수 없는 것이 있습니다. 바로 먹거리입니다.

이번 코로나19 사태를 경험하면서 누구나 면역력의 중요성에 대해 인식할 수 있었습니다. 그런데 면역력이 튼튼해지려면 제일 중요한 것이 먹거리입니다. 이 먹거리를 지키지 않으면 우리 면역력에 빨간 불이 들어옵니다.

지금까지 의학계에서는 지중해식 식단, 일본식 식단을 건강 식단으로 여겼습니다. 그런데 이 코로나19 사태를 겪으며 이탈리아의 코로나19 발병 경과를 지켜보자니 세계 최고의 건강식을 먹은 나라라는 말이 무색할 지경입니다. 일본식 식단도 마찬

가지입니다.

한국 전통식에 대한 세계인들의 관심이 나날이 높아지고 있습니다. 서양인들은 물론 불과 몇십 년 전만 해도 한국인의 마늘 냄새, 김치 냄새를 아주 싫어하던 일본인들이 요즘은 일본 식당 어디를 가도 김치 안 나오는 곳이 없을 정도로 바뀌었습니다.

영양학회에서도 한국 전통 식단을 세계 최고의 건강식으로 내세우는 데 주저함이 없습니다. 주식인 쌀은 글루텐이 함유되어 있는 밀가루와는 비교가 안 될 정도로 건강한 식재료입니다. 한국 전통 식단에는 김치, 된장, 고추장, 간장 등의 발효식이 있고 생채소와 샐러드보다 파이토케미컬 섭취에 용이한, 삶은 나물 문화 거기다 양념을 곁들이는 반찬 문화까지 있습니다.

그런데 이 좋은 한국 전통 식단에도 문제가 있습니다. 바로 우리 영농법입니다. 식량 해결이 급선무였던 1960년대 우리는 녹색혁명이라는 기치 아래 농약을 쓰기 시작했습니다. 그 결과 땅이 메말라버렸습니다. 그로 인해 식물 성장이 잘 안 되니 비료를 쓰기 시작했습니다. 이제 한국은 농약, 비료를 세계에서 제일 많이 쓰는 나라가 되었습니다. 한국 전통 식단이 제아무리 좋아도 재료가 좋지 않다면 결정적 취약점을 가진 식단일 수밖에 없습니다. 내가 유기농 운동을 펼치게 된 이유도 여기 있습니다. 유기농산물로 밥상을 차린다면 한국 전통 식단이 세계 최고의 건강식으로 세계인의 마음을 사로잡고 감동을 주는 일이 그리 멀지 않았습니다.

땅이 살아야 인간도 산다

땅이 건강해야 합니다. 땅이 병들면 사람도 병든다는 수많은 연구 보고가 있습니다. 여기서 일일이 거론하기에 끔찍한 내용입니다. 그래도 한두 가지만 적어볼까요 2005년 식약청과 연세대학교 조사에 의하면 우리나라 22세 청년 43.8퍼센트가 정자 활력 저하증으로 진단되었습니다. 불임증의 35퍼센트가 이 때문입니다. 요즈음 급증하는 아토피 피부병을 비롯하여 천식, 장애 아동 출산율 증가 등 이른바 환경성 질환은 초등생 3명 중 1명꼴, 전체 국민 중 약 400만 명이 앓고 있습니다.

건강만이 아닙니다. 땅의 오염은 환경 전반의 오염으로 직결됩니다. 강물의 녹조, 바다의 적조 등은 화학비료에서 나온 질소가 강과 바다로 흘러들어간 결과 발생한 것입니다.

주범은 농약과 화학비료입니다. 1960년부터 식량부족을 해결하기 위해 시행했던 녹색혁명은 오직 식량 증산이 목표였습니다. 그래서 등장한 것이 제초제, 살충제, 살균제 투입입니다. 하지만 이것은 지하 미생물 입장에서 보자면 폭탄 투하나 다름없습니다. 엄청난 파괴력을 가진 물질들이 결국 땅을 죽인 주범이 되었습니다. 땅이 죽었으니 농작물이 제대로 성장할 수 없습니다. 그리하여 등장한 것이 화학비료, 이건 마치 마약과도 같은 즉효력이 있을지 모르나 땅으로서는 두 번 죽임을 당하는 꼴입니다.

유기농의 원조, 친환경 농업의 대가라 불리는 이해극은 이렇게 이야기하고 있습니다. "땅은 어머니의 몸과 같아서 이로운 미생물이 잘 번식할 수 있도록 좋은 유기물을 넣어주면 토양이 비옥해서 농사가 안정된다." 땅이 건강해지면 사람도 건강해진다는 것은 전문가가 아니라도 알 수 있습니다. 땅이 화학물질로 인해 못쓰게 되면 미생물은 물론이고 메뚜기, 달팽이도 살 수 없고 강과 바다도 녹조, 적조로 썩어갑니다. 그뿐인가요. 방사선, 식품 첨가물, 가공식품, 유전자 변형 식품, 호르몬제 등등 수많은 유해물질이 우리 몸에 쌓여 어떤 문제를 일으킬지, 생각만 해도 아찔할 정도입니다. 더구나 이제는 100세 시대. 몸속에 오염물질이 쌓이면 면역력이 저하되어 인생 말년이 건강할 수 없습니다.

그러니 해결책은 유기농입니다. 유기농 지도 전문가이자 《유기농은 꼭 이루어진다》의 저자 정대이는 유기농의 혜택을 다음과 같이 요약하고 있습니다.

- 토양 보존과 토양 비옥도 유지
- 지하수, 하천, 호수 등 수자원 오염 감소
- 새, 개구리, 곤충 등 야생 생물의 보호
- 생물 다양성 증가, 풍경의 다양화
- 동물 복지
- 비재생 외부 농자재와 에너지 사용량 감소
- 식품 살충제 잔류 위험 감소
- 축산물의 호르몬과 항생제 오염 위험 감소
- 생산물의 맛 향상과 저성장 개선 등 품질 제고

우리에게도 쿠바의 기적을

쿠바는 1990년 소련이 붕괴하면서 그간 받아온 농약, 비료 등의 원조가 끊어지자 하는 수 없이 옛날에 짓던 전통 농사법으로 돌아가게 되었습니다. 생산성은 떨어졌고, 온 국민이 허리

띠를 졸라매야 하는 고통이 뒤따랐습니다. 하지만 농약, 비료 등을 자체 생산할 수 없었기에 쿠바의 농민들은 10년간 반강제적으로 전통적 유기농법을 시행할 수밖에 없었습니다.

그런데 이것이 전화위복이 되었습니다. 유기농법으로 농사를 지은 지 10년 후, 40퍼센트이던 쿠바의 식량자급률이 놀랍게도 104퍼센트로 껑충 뛰었습니다. 축복은 여기서 끝나지 않았습니다. 비료, 농약값이 들지 않으니 농가 소득 또한 올라간 것입니다. 그리고 무엇보다 국민 전체의 건강이 좋아졌습니다. 유기농 건강식을 하면서 쿠바의 환자 수는 30퍼센트나 줄었습니다.

이러한 쿠바의 기적은 우리 농촌에도 시사하는 바가 큽니다. 물론 우리나라에도 양심 있는 농민들이 농약, 비료로 땅이 못 쓰게 된 것에 대한 해결책을 찾아 나선 역사가 짧지 않습니다. 1978년 설립된 '자연농업연구회'는 농림부에서 난색을 표해 하는 수 없이 환경부 소속으로 등록되어 활동을 시작했습니다.

이러한 자연 농법 운동의 배후에는 유달영이라는 걸출한 인물이 있었음을 잊어서는 안 됩니다. 이후 1986년 '한살림'과 같은 소비자 단체가 소규모이지만 출범함으로써 유기농에 대한 국민 인식을 바로 하는 데 크게 이바지했습니다. 그즈음 '초록마을', '올가' 등의 유기농 단체도 잇따라 문을 열었고 '류근모와

10명의 농부들'이 이끈 장안농장도 유기농법을 실천하는 데 크게 이바지했습니다. 1997년 친환경 농업 육성법이 마련되었고 그 후 세계유기농업운동연맹International Federation of Organic Agriculture Movements과 긴밀히 협조하여 유기농 운동이 본격화되었습니다.

지금 마트에 가면 볼 수 있는 친환경 라벨의 농산품들은 사실 엄밀한 의미의 유기농 제품은 아닌 경우가 많습니다. 그럼에도 불구하고 유기농을 실천하기 위해 단계적으로 규정을 쉽게 해놓았다는 점에서는 현명한 정책이라고 봅니다. 실제 엄밀한 의미의 유기농법을 행하고 있는 유기농가는 겨우 1퍼센트 내외로 추정합니다. 지금도 화학비료와 농약은 우리가 세계에서 제일 많이 쓰고 있습니다. 이것은 곧 토양 생물의 전멸을 의미합니다. 정대이는 그 해결책을 이렇게 요약하고 있습니다.

화학비료와 농약으로 망가진 토양 살리는 법

- 유기물 분해를 촉진해 부식질을 만든다.
- 유기물과 토양 입자를 섞어 안정된 토양 떼알 구조를 만든다.
- 땅속에 작은 터널을 뚫어 식물이 깊이 뿌리 내릴 수 있게 하고 토양의 통기 기능을 돕는다.
- 토양 무기 입자로부터 영양소가 방출되도록 도와준다.
- 작물 뿌리를 상하게 하는 해충과 질병을 일으키는 미생물을 방제해준다.

그간 의욕적으로 출범한 유기농가는 시장에서 수요가 일정치 않아 큰 곤욕을 치루고 있습니다. 한편 고맙게도 최근 대기업들이 새롭게 떠오르고 있는 농업 시장에 눈떠 의욕적인 투자를 하고 있습니다. 앞으로 유기농 시장의 전망을 밝게 해주는 반가운 소식입니다.

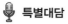

한국이 코로나19에 강한 이유

: 대한한의원 선재광 원장, 자연의원 조병식 원장

이시형　오늘은 한국자연의학회 회원들과 전 세계가 잃고 있는 코로나19 사태에 대한 담론을 나누기 위해 모였습니다. 다행히도 한국은 다른 어느 나라보다 먼저 코로나19 소강상태에 들어간 것 같습니다. 오늘 좌담은 한국의 코로나19 대책을 검토하고 아직 국가 비상사태에 있는 지구촌 이웃들에게 우리의 소중한 경험을 공유함으로써 하루 빨리 지구촌이 코로나19 사태로부터 자유로워질 날이 왔으면 하는 바람에서입니다.

함께 논의할 두 전문가를 모셨습니다. 선재광 박사, 조병식 박사입니다. 여러 가지 측면에서 논의해야겠지만 우선 한국이 먼저 코로나19 소강상태로 들어갈 수 있었던 요인을 조 박사님이 설명해주시지요.

조병식　저는 한국인의 밥상, 즉 한식이 세계 최고의 건강식이라는 사실부터 말씀드리고 싶습니다. 여러 가지 건강지표를 보면 그 근거가 확실합니다. 2017년 기준 한국인 기대수명은 82.7세로 OECD 평균 80.7세와 비교해 상위에 속합니다. 주요 질환 사망률은 대체로 OECD 평균보다 낮았고 특히 한국의 비만율은 일본과 더불어 가장 낮습니다. 이런 결과는 먹거리와 가장 큰 연관성이 있습니다.

한식의 기본은 자연식과 제철음식입니다. 철마다 들에서 키우는 채소류를 비롯해 산에서 나는 나물은 보약과 다름없습니다. 그 채소들은 미네랄, 비타민, 파이토케미컬과 같은 식물 영양소를 많이 함유하고 있습니다. 그리고 한국인들은 김치, 된장, 간장, 고추장 같은 발효식품을 많이 먹습니다.

이시형　최근 육식이 늘어나고 있지만 다른 나라들에 비하면 아직은 적은 양입니다. 미국의 20~25퍼센트밖에 안 됩니다. 우리가 이렇게 건강한 식사를 하고 있다는 사실을 정작 한국인은 잘 알지 못하고 있다는 게 안타깝습니다. 세계 최장수국 일본의 오키나와 식단과 이탈리아의 지중해 식단이 건강식으로 알려져 있죠. 선 박사님은 한의사로서 우리 한식에 대해 어떤 의견을 가지고 있는지요?

선재광 한식은 우리 조상의 지혜가 담긴, 약과 같은 음식입니다. 실제로 음식과 약은 성분의 차이가 있을 뿐 뿌리는 같아 '약식동원藥食同源'이라고 합니다. 모든 한식에는 자연의 기가 살아있고 우리 조상은 음식 고유의 기와 미를 살려 먹었습니다. 계절에 맞게, 자연에 맞게 즐겨 먹는 잡곡밥과 된장, 간장, 김치 등은 암, 고혈압, 당뇨, 간 기능을 개선하고 노인성 치매, 골다공증, 변비, 비만 등을 방지하는 효과가 탁월합니다.

이시형 두 분 이야기를 듣고 보니 조심스럽긴 하지만 한국인이 코로나19에 강하다는 주장에 절로 고개가 끄덕여집니다. 두 박사님이 우리의 건강 식단이 한국인의 건강과 직접적인 연관이 있는 것으로 말씀하셨습니다. 한국인이 코로나19 바이러스에 강하다는 이야기를 하려면 식습관뿐 아니라 생활 전반에 관한 논의도 함께 해야 한다고 봅니다. 이에 관해 조 박사님이 설명해주시지요.

조병식 사실 저는 한국에도 서구 국가들처럼 만성질환자가 많이 늘고 있기 때문에 한국인들의 건강관리에 문제가 없다고 생각하지는 않습니다. 다만 비만율 통계를 보면 한국인들이 굉장히 날씬하다는 것을 알 수 있습니다. 2015년 기준으로 한국인의 비만율은 5.3퍼센트로 OECD 평균 19.5퍼센트에 비해 굉장히 낮은 비율을 유지하고 있습니다. 저는 세계인의 건강지표 중 이 비만율이 이번 코로나19 사망률과 연관성이 가장 크다고 생각합니다.

코로나19 사망자들의 기저질환을 보면, 고혈압이 66퍼센트, 당뇨 44퍼센트, 호흡기 질환 30퍼센트, 치매 33퍼센트, 심장 질환 23.6퍼센트로 나타났습니다. 이것은 한국 질병관리본부의 통계인데, 이 비율이 다른 나라의 경우에도 크게 다르지 않습니다. 코로나19는 밝혀진 것처럼 앤지오텐신 전환효소angiotensin-converting enzyme 2 : ACE2) 수용체에 잘 붙습니다. 이는 고혈압 원인 물질 중의 하나인 효소입니다. 그래서 코로나19로 인한 사망자의 기저질환 중 1위가 고혈압입니다. 그리고 코로나19는 폐와 심장, 신장 조직을 좋아합니다. 그래서 그 장기에 기저질환이 있는 사람들에게 치명적입니다.

비만한 사람이 그렇지 않는 사람에 비해서 고혈압, 당뇨병 유병률이 높다는 것은 상식에 가까운 사실이죠 그래서 한국인들이 날씬하다는 점은 뚱뚱한 서구인들에 비해서 그만큼 건강관리를 잘하고 있다는 의미이기도 합니다.

이시형 한국 음식이 얼마나 건강식인지 우리 국민들이 잘 모르고 있는 것 같습니다. 특히 젊은이들의 식성이 서구화되어가고, '정크푸드'로 불리며 서구에서도 지탄을 받고 있는 패스트푸드를 좋아한다는 것이 문제입니다. 선 박사님은 한국인들의 건강관리에 대해서 어떻게 보십니까?

선재광 현재 한국인들은 폭식, 수면 부족, 운동 부족, 스트레스가 심하여 건강에 많은 적신호가 생기고 있으니 지금부터라도 자연에 순응하여 건강을 지켜나가는 것이 중요합니다. 자연스럽게 살면 누구나 건강해지고 큰병에 걸린 사람도 나을 수 있습니다. 최근 MBN 프로그램 〈나는 자연인이다〉에 3개월 시한부 선고를 받은 말기 췌장암 환자도 자연으로 들어가서 자연식을 하며 자연의 순리에 맞게 생활하다 보니 거뜬하게 완치되고 10년 이상 더 건강하게 살고 있는 경우가 소개되었습니다. 한국인들은 원래 건강관리가 몸에 밴 민족입니다. 근래에 들어 서구적인 생활 패턴으로 바뀌면서 건강에 심각한 문제가 생기고 있습니다. 건강은 자연스러운 것이고 건강하지 않은 상태야 말로 부자연스러운 현상이라는 사실을 알아야 합니다.

이시형 인간은 만 년 전과 달라진 게 없는데 생활환경이나 습관은 아주 딴 세상이 되었습니다. 이래서야 건강에 문제가 없을 수 있겠습니까. 특히 주관적으로 자신이 건강하다고 여기는 한국인이 매우 적습니다. 15세 이상 인구 중 본인이 건강하다고 생각하는 경우가 호주, 뉴질랜드, 미국, 캐나다 등 오세아니아와 북미 지역 국가에서는 조사 대상 10명 중 8명이었습니다. 그런데 이에 비하여 한국은 29.5퍼센트로 그 비율이 가장 적었습니다. 거의 건강염려증 수준이죠. 이건 어떻게 볼 수 있을까요?

조병식 사실 저도 그 통계를 보고 놀랐습니다. 다른 한편으로 생각하면 우리 한국인들이 건강에 대한 염려가 많은 만큼 건강을 잘 챙기는 편이라고 볼 수도 있습니다. 한국인들은 본인과 가족의 건강을 새해 첫 번째 소망으로 꼽고, 운동을 하겠다,

다이어트를 하겠다는 등의 새해 계획을 세우는 사람이 많습니다. 물론 작심삼일이 되는 분들도 많지만요. 뿐만 아니라 한국인은 건강보조식품을 많이 챙겨 먹는 편입니다. 현재 발전하고 있는 바이오 산업은 물론 여전히 건재하고 있는 전통의학 그리고 자연의학 등이 한국인들의 건강에 많은 도움을 주고 있다고 봅니다.

이시형 오늘은 조심스럽기는 하지만 한국인들이 코로나19에 강한 이유가 한국인들이 먹는 음식인 한식과 한국인들의 건강관리에 있다는 것에 대해 이야기 나누었습니다. 두 분 원장님 수고 많았습니다.

6장

감염병을 이기는 힘, 유기농

유기농, 왜 힘들까?

••

유기농, 다들 좋은 줄은 아는데 왜 실천하기 힘들까요? 유기농 지도 전문가 정대이는 그의 저서에서 다음과 같이 요약합니다.

- 소득이 적다.
- 노동력이 많이 든다.
- 주위에서 비판적이라 외롭다.

소비자 입장에서는 과연 이 농산물이 유기농인지 어떻게 믿느냐 하는 문제가 있습니다. 이는 정부와 농업인들이 서로 철저히 지도·감독해서 인증 마크를 붙이는 방식으로 해결할 수 있습니다. 특히 유기농은 비싸다는 인식이 있는데 이는 유기농 운동이 확산되면서 소비자도 늘고 생산 농가도 늘면 자연스럽게 해결될 문제입니다.

유기농, 친환경, 관행 농법에 대한 정부 규정, 규제, 감독은 상당히 엄격합니다. 진정한 유기농은 한마디로 전통 농법처럼 농약이나 비료를 일절 쓰지 않아야 합니다. 다만 현행의 '친환경' 농산물은 농약은 안 쓰되 비료는 허용치의 3분의 1 이내로 쓴다는 규정이 있습니다.

농사 현장에 가보면 유기농에 대한 규정을 무조건 엄격하게만 한다고 해서 될 일이 아니라는 생각을 하게 됩니다. 미국의 저명한 암 연구 학자이자 캘리포니아 주립대학교 브루스 에임스 교수도 현재 시행 중인 농약, 방부제의 허용 잔류 농도는 안전하다고 하면서 완전한 유기농이란 현실적으로 가능하지 않다고 주장한 바 있습니다. 물론 이것은 미국의 현실에 따른 기준입니다.

유기농, 과연 얼마나 좋을까?

●●

유기농, 과연 건강에 얼마나 좋을까요? 현대 영양학의 관점에서 유기농에 대해 문제점으로 지적하는 몇 가지는 다음과 같습니다.

- 섭취 후 효과에 대해 단기 연구만 있을 뿐 장기 연구가 없다.
- 식물의 섭취량과 생체 내 생리적 이용 가능성bioavailability에 대한 연구가 이루어지지 않았다. 생채소에 포함된 성분이 그대로 100퍼센트 인체에 흡수되어 혈중에 도달하리라 생각하지만 실제로는 전혀 그렇지 않다.
- 정제된 식염, 지질, 콜레스테롤, 철분 등은 장기간 과잉 섭취하면 오히려 유해하다.
- 수확 시기, 보존 상태, 조리법 등에 대한 명확한 기준이 없으며 과학화되어 있지도 않고 신뢰할 만한 논문도 찾아보기 힘들다.

2009년 런던 대학교 연구팀이 50년간의 연구 논문 55편을 조사한 결과 유기농과 관행 농산물 사이에 영양상 큰 차이가 없다고 발표했습니다. 2012년 스탠퍼드 대학교 연구팀도 40년간 연구, 발표된 논문 237편을 조사하였지만 결과는 마찬가지였습니다. 그런데 2008년 하버드 대학교에서 시행한 '잔디밭 관리 프로젝트'는 많은 것을 시사해줍니다.

잔디는 뿌리에서 물과 양분을 빨아올려 잎에서 광합성으로 에너지를 만드는데 아까운 양분을 뿌리로 보내 세균과 균류에게 먹이를 제공합니다. 따라서 뿌리 주변에는 일반 토양보다 10~1,000배나 많은 미생물이 살게 됩니다. 대신 이들 미생물은 식물에게 부족한 방어체계를 튼튼하게 구축해주고, 죽어서는 작물 성장에 필수 영양분이 되어 비료 역할을 해줍니다. 그런데 농약이나 비료 등 화학물질을 쓰면 이런 비옥한 토양을 만들어낼 수 없습니다. 토양이 비옥해야 건강한 농작물이 성장하며 이것이 인간을 건강하게 만듭니다. '토양-식물-가축-곤충-농민'으로 이어지는 생태계 모든 요소는 서로 유기적으로 연결된 하나의 생명체로 보아야 하며 이를 각각 따로 떨어뜨려 분리할 수 없습니다. 농약이나 화학비료, 살충제 등에서 나온 화학물질이 해로운 이유는 이러한 유기적 사슬을 끊어 토양을 죽이는 역할을 하기 때문입니다.

어떤 경로를 밟던 일단 화학물질을 섭취하면 그 성분은 오래도록 우리 몸안에 남습니다. 나이가 들어 고령으로 인한 면역력 저하가 더해지면 그간 몸안에 쌓인 화학물질로 인해 면역력이 더욱 현저히 떨어집니다. 특히 만성질환인 암, 치매에 걸릴 확률이 높아질 것이며, 이들 질환의 치료 및 예방에도 상당한 지장을 주게 됩니다. 따라서 살충제의 부작용은 다음과 같이 정리할 수 있습니다.

- 해충뿐만 아니라 유익한 곤충까지 죽여 새로운 질병을 만든다.
- 토양 생물에 절대적으로 해롭다.
- 농민도 중독, 사망에 이르게 한다. 한때 살충제 파라티온 중독으로 응급실이 초만원을 이룬 시절이 있었다.
- 수확한 농산물에도 잔류해 지하수를 오염시킨다.
- 인간 체내에 축적된다.

토양 구조물은 ①자갈, 모래 등 무기물, ②토양 유기물, ③미세한 구멍으로 구성되어 있는데 미세한 구멍 속에는 공기, 물이 가득 들어 있습니다. 티스푼 하나 분량의 토양에 미생물 수백만 개가 들어 있어 이 구멍이 많을수록 토양의 비옥도가 높습니다. 비료를 쓰면 토양 속 미생물은 물론 물과 공기가 들어 있는 작은 구멍도 막히면서 토양이 딱딱해지고 메마릅니다. 이것이 지금 우리 농토의 모습입니다. 도시 영농을 강의하고 있는 미래상상연구소 홍사종 교수는 우리가 일상에서 먹는 채소류는 스트레스 덩어리라고 경고합니다. 조기 수확, 증산을 목적으로 온갖 인공 조작을 가해 생산되었기 때문에 농산물 자체가 스트레스에 젖어 있다는 것입니다. 따라서 해답은 유기농이라고, 정대이는 단언합니다. 그의 유기농 실천 개요를 요약해보면 다음과 같습니다.

- 유기농은 자연의 법칙을 따른다.
- 유기농은 지속가능성을 지향한다.
- 단위 면적 산출량보다 질을 중시한다.
- 화학제품 사용으로 인한 부작용을 최소화한다.

유기농을 시작하려면 단계적 절차를 밟아야 하며 3~5년에 걸쳐 시행합니다. 고맙게도 화학물질로 망가진 토양도 유기농으로 전환하면 다시 예전의 비옥한 토양으로 바뀔 수 있습니다. 자세한 상황은 유기농 전문가들의 이야기에 귀기울여야 합니다.

땅을 살리기 위한 노력과 메디올가

우리가 치병의학에서 예방의학으로 선회하고, 국민 모두의 면역력을 향상하기 위해서는 결국 친환경 유기농산물을 안정적으로 확보할 필요가 있습니다. 다시 말해 유기농산물을 공급하는 일이 예방의학을 확산하는 데 있어 매우 중요합니다.

내가 국내에서 유기농 재배를 가장 잘하는 곳이 어디인지 수소문하게 된 이유가 여기 있습니다. 그리고 농협 등 전문 기관에서 추천을 받아 충북 충주에 있는 장안농장을 알게 되었습니다. 직접 방문해보니 조선시대 철종 때부터 내려오는 농법대로 친환경 농사를 짓고 있었습니다. 뿐만 아니라 전국 1,500개 농가와 계약 재배를 해 유기농산물을 전국으로 보내는 역할도 하고 있었습니다.

그런데 이 훌륭한 곳이 정상적인 운영을 못 하고 있었습니다. 지난 20여 년간 장안농장은 주로 대형 할인점 납품을 통해 운영해왔는데 얼마 전부터 극심한 경영난을 겪고 있다는 겁니다. 사정을 자세히 들어보니, 유기농산물은 일반 농산물에 비해 생산원가 자체가 높을 뿐더러 전국에서 모여드는 농산물을 처리하기 위한 물류센터를 확대하는 과정에서 비용이 많이 든다는 것입니다. 그런 만큼 판매가격이 올라갈 수밖에 없는데 이것이 고객이 생각하는 가격과 차이가 나다 보니 판매가 줄고 재고가 급증, 결국 수익을 맞추지 못하는 안타까운 상황에 처한 것입니다.

이 장안농장을 중심으로 활동하고 있는 10명의 농부와 함께 손을 잡고 유기농법을 지키고 유기농산물 생산을 지속하기 위해 '메디올가Mediorga'라는 새로운 이름의 법인을 출범했습니다. 지금 이곳에서 유기농 건강식을 비롯하여 생태순환농법, 유기농 면역 농장, 친환경 건축, 최첨단 과학기술을 응용한 온열방 등을 통해 면역운동, 예방의학 운동을 착실히 준비를 하고 있습니다. 또한 생태환경의 자연화, 농촌의 근대화, 농업과 과학기술의 접목 등 다양한 기획도 진행 중입니다. 메디올가의 최종 목표는 이 운동을 확대해 지구촌 인류 복지에 공헌하는 것입니다.

세계를 향한 메디올가의 운동은 일차적으로 '핵심 면역력 향상'에 초점을 맞추고 있지만, 궁극적으로는 제노바이오틱스xenobiotics 해독을 지향합니다. 제노바이오틱스란 인공으로 만든 모든 물질의 총칭으로, 메디올가는 인체에 해로운 독성물질을 해독·배출하도록 돕는 광범위한 면역력 운동을 펼치고자 합니다.

파이브 어 데이5 A Day 운동

●●

　현대인들의 병은 한마디로 '포식飽食 · 만복滿腹 시대의 결핍증' 입니다. 배불리 먹어도 영양과 미네랄 섭취량이 과거에 비해 현저히 떨어지는 것입니다. 요즘 채소는 옛날 것에 비해 영양학적인 면에서 질이 현격히 떨어집니다. 그나마도 충분히 먹지 않습니다. 현대인들의 채소, 과일 섭취량은 여전히 턱없이 부족합니다.

　인간이라는 동물은 잡식성입니다. 동·식물을 다 먹습니다. 동물은 중요한 영양소를 많이 갖추고 있으나 이를 과식하면 문제가 생깁니다. 현대 서구와 미국의 영양 불균형은 상당 부분 동물식에서 기인합니다. 이것은 생활습관병을 만드는 가장 큰 요인으로도 지적되고 있습니다.

　'파이브 어 데이5 A Day' 운동은 WHO에서 권장하는 하루 최소한 400그램 이상의 과일과 채소를 섭취하자는, 범세계적인 운동입니다. 많은 선진국에서는 20여 년 전부터 시행하고 있고, 심장질환, 암, 당뇨, 비만 같은 만성질환을 줄이는 데 큰 성과를 올리고 있습니다. 미국에서는 해마다 증가하고 있던 암 발병률이 파이브 어 데이 운동을 실시한 1990년부터 서서히 줄어들고 있다는 고무적인 보고가 있습니다. 이는 많은 연구 보고에서 암 원인의 35퍼센트는 식생활에서 온다고 지적하는 것과 연관이 있습니다. 특히 파이브 어 데이 운동의 주안점은 미네랄 균형과 파이토케미컬 섭취량을 늘리는 것에 있습니다.

미네랄 균형

미네랄은 인체를 구성하는 원소로서 우리 몸을 구성하는 성분의 4퍼센트밖에 안 되는 미량이지만 필수적으로 있어야 하는 중요한 물질입니다. 미네랄은 우리 몸에서 만들어지지 않기 때문에 반드시 식물을 통해 섭취해주어야 합니다. 현대인은 불행히도 미네랄 불균형 상태에 있습니다. 미네랄 균형이 깨지면 삶의 질이 떨어질 뿐 아니라 치명적인 질병에 노출될 위험이 커집니다.

미네랄 불균형의 주범은 인스턴트 식품 섭취, 과일·채소 섭

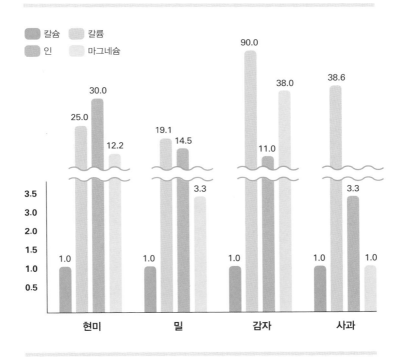

취 부족 그리고 화학비료 사용에 있습니다. 언뜻 화학비료에는 미네랄이 많이 있으니 건강에 좋지 않을까 하고 생각할 수도 있겠지만, 일본 여자 영양 대학교의 연구에 따르면 화학비료의 영향으로 미네랄 섭취가 지나칠 경우 몸에 과부하를 일으킬 수 있다고 경고하고 있습니다.

제7의 영양소, 파이토케미컬

●●

　'파이토phyto'는 식물이라는 뜻으로 '파이토케미컬phytochemical : FC'은 식물성 화합물이라는 의미입니다. 따라서 파이브 어 데이 운동에서 파이토케미컬을 많이 섭취하라는 것은 결국 채소와 과일을 많이 섭취해야 한다는 의미이기도 합니다. 이때 5가지 색깔을 권하는 것은 과일과 채소의 색깔에 따라 파이토케미컬의 종류나 기능이 달라지기 때문입니다. 다시 말해 과일과 채소의 색깔이 빨강, 초록, 청보라, 노랑, 백색의 5가지로 달라질 때 그 안에 함유되어 있는 파이토케미컬의 기능도 달라집니다.

　식물은 동물과 달리 이동성이 없습니다. 아무리 자외선이 내리쬐어도 그것을 피해 움직일 수 없지요. 수분이 모자라도 넘쳐도 태어난 자리에서 버텨낼 수밖에 없습니다. 따라서 열악한 환경에 있는 식물일수록 파이토케미컬을 많이 분비하여 자신을 보호해야 합니다. 파이토케미컬은 한마디로 식물이 자신을 보호하기 위해 내뿜는 방어 물질로서, 이것을 사람이 먹으면 그 안에 함유된 방어 기능을 활용할 수 있습니다. 파이토케미컬의 주기능을 간략히 소개하면 다음과 같습니다.

- 활성산소 소거
- 노폐물 유해물질 소거, 해독
- 면역력 강화
- 발암 억제 등으로 심혈관 보호
- 당뇨 등 생활습관병 예방 및 치료에 결정적 역할

파이토케미컬은 5대 영양소에 포함되지 않지만 천연 기능성 성분으로 우리 체내에서 만들지 못하는, 아주 귀중한 물질입니다. 그래서 이를 제6의 영양소인 식이섬유 다음의 '제7의 영양소'라는 별칭으로 부르기도 합니다. 현재 알려진 파이토케미컬은 수천 종이며 식물의 색깔에 따라 주된 기능이 달라지므로 그중 중요한 5가지 색깔을 고루 섭취하는 것이 좋습니다.

효과적인 파이토케미컬 섭취법

●●

파이토케미컬을 섭취하려면 우리 몸에 좋은 여러 가지 기능을 한꺼번에 누리기 위해 한 가지가 아닌 몇 가지를 섞어 먹는 것이 좋습니다. 일례가 일본 다카하시 히로시 교수가 고안한 하버드 대학교식 채소 수프입니다. 다카하시 교수는 자신의 저서 《하버드식 생명의 채소 수프》에서 이를 소개하고 있는데, 만드는 방법은 다음과 같습니다.

- 양배추, 양파, 당근, 호박 등 우리 주변에서 쉽게 구할 수 있는 4가지 채소를 조합해서 만드는 것이 가장 효과적이다.
- 위의 4가지 채소를 한입 크기로 썰어 각 100그램씩 물 1리터에 넣고 약 20분간 끓인다.
- 1~2컵씩 식전에 먹는다.

이러한 채소 수프의 효능은 이렇게 정리해볼 수 있습니다.

효능	상세설명
항산화 작용으로 활성산소를 소거	양배추, 호박 : 비타민 C
	호박 : 비타민 E
	양파 : 이소아리신, 케르세틴
	당근, 호박 : 알파카로틴, 베타카로틴
디톡스 작용으로 몸의 독소를 해독	양배추 : 간장의 해독 효소 증가로 유해·발암물질 무독화
	양배추, 양파, 당근 : 식이섬유가 장내세균을 정비함으로써 변통을 촉진
면역력 강화	당근, 호박 : NK세포, T세포, 매크로파지를 활성화하여 면역력을 증강. 베타카로틴을 비타민 A로 변화시키며 점막을 덮고 있는 액성 면역 물질을 활성화
	호박, 양배추 : 비타민 E로 인터페론 산생을 촉진해 면역력 강화
알레르기, 염증 억제	당근, 호박의 베타카로틴 + 호박의 알파토코페롤 ① 알레르기 반응의 원인이 되는 면역글로불린 IgE 항체의 산생을 억제 ② 알레르기 반응을 억제, 사이토카인, 프로스타글란딘 산생 억제 ③ 염증 억제
혈액순환 원활과 동맥경화 예방	양배추, 양파 : 심근경색, 뇌경색을 방지
	당근, 호박 : LDL의 산화를 막아 동맥경화를 예방

효능	상세설명
혈압 하강	칼륨 : 염분을 신장으로부터 배설
	식이섬유 : 염분 흡수를 막아 혈압 개선
비만·고혈당·고지혈 개선	식전에 마시면 당질, 콜레스테롤 흡수를 저해하여 비만·고혈압·고지혈 개선
위장 개선	풍부한 식이섬유 : 변통 개선
	양배추 : 위점막 보호
암 예방	유전자 손상, 활성산소 소거
	발암물질을 해독, 배설 : 디톡스 작용
	면역력 강화로 염증 감소
	양배추 : 암세포 자연사 기능으로 암 억제
	양파 : 케르세틴으로 암세포 증식을 직접 억제

못난이 농산물과 보르도 와인이 몸에 좋은 이유

파이토케미컬을 효율적으로 섭취하는 또 다른 방법 중 하나는 열악한 환경에서 자란 '못난이 농산물'을 섭취하는 것입니다. 한번은 장안농장을 방문하여 전국에서 운반된 유기농산물 포장 과정을 보다 깜짝 놀란 적이 있습니다. 찌그러진 것, 벌레 먹은 것, 잘 못 자란 것 등 이른바 '못난이 농산물'이 상품성이 없다는 이유로 버려지고 있는 것입니다. "아니 그게 진짜인데……." 나도 모르게 안타까움의 탄성이 터져 나왔습니다. 맨땅, 노지에서 뜨거운 자외선을 받고 물도 모자란 환경에서 자라느라 찌그러지고 벌레 먹은 것들, 못생긴 것들……. 여기에 더 많은 파이토케미컬이 함유된 것을 모르고 상품성이 없다는 이유만으로 아까운 농산물을 버리고 있는 것입니다.

보기 좋은 것을 선호하는 주부들에게 이 점만 인식시킬 수 있다면 못난이 농산물을 효율적으로 사용할 수 있을 것입니다. 또한 유기농산물이 결코 비싸기만 한 것이 아니라는 인식도 심어줄 수 있으리라고 봅니다.

보르도 와인도 마찬가지입니다. 프랑스 보르도 와인스쿨에 일주일간 수학한 적이 있습니다. 수업을 들으며 세계 명주를 생산한다는 보르도 지방의 포도밭을 둘러볼 수 있었는데, 한마디로 형편없는 살풍경이었습니다. 과연 여기서 어떻게 세계적인 명주가 만들어질까, 고개를 갸웃하지 않을 수 없었습니다. 하지만 그들의 대답은 엉뚱했습니다. 그렇기 때문에 명주가 생산된다는 것입니다.

보르도 지방은 옛날에 강바닥이었던 곳에 위치하고 있습니다. 이곳에 포도를 심으면 몇 센티미터밖에 안 되는 점토층에

착상만 겨우 할 뿐 뿌리를 뻗을 여유는 없습니다. 하는 수없이 포도는 그 아래 13미터나 되는 모래와 자갈층을 뚫고 뿌리를 내려야 합니다. 그래야 지하수층을 만날 수 있기 때문이지요. 이처럼 너무도 열악한 지형 조건 때문에 포도나무 또한 말라빠진 산딸기 넝쿨 같고 거기에 열린 포도알도 겨우 콩알만 합니다. 하지만 이러한 최악의 환경이 세계적 명주가 태어날 수 있는 최선의 조건으로 작용한다는 것이 그들의 설명입니다. 프랑스 사람들이 심장병에 잘 걸리지 않게 도와주는 포도주가 바로 이러한 악조건에서 탄생하는 것입니다. 열악한 환경일수록 파이토케미컬이 풍부한 까닭입니다.

효과적인 파이토케미컬 섭취를 위한 몇 가지 요령
- 못난이 농산물일수록 파이토케미컬이 많으므로 적극 활용한다.
- 가능한 한 다양한 종류의 채소를 함께 먹는다.
- 껍질, 잎, 뿌리 등을 통째로 먹는다.
- 끓이거나 발효해 먹는다. 생채소에는 식물 셀룰로오스가 파이토케미컬을 감싸고 있어 소화액이나 입안에서 씹는 저작활동만으로는 그 막이 터지지 않기 때문이다.
- 신선할 때 먹는다. 유효성분의 이용가능성이 풍부하기 때문이다. 냉장고에서 일주일 보관하면 유효성분의 이용가능성이 절반으로 줄어든다.

- 진한 차보다 묽은 차를 마신다.
- 색깔과 향이 진한 것을 먹는다.

| 식물 속 파이토케미컬

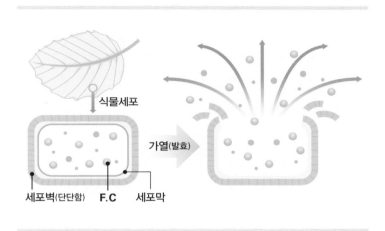

그림에서 보듯이 파이토케미컬은 귀한 물질이므로 식물의 셀룰로오스 막으로 둘러싸여 있습니다. 섭취 후 소화액이나 씹는 것만으로는 그 막이 터지지 않으므로 파이토케미컬 섭취 효과가 없습니다. 채소 등 식물세포의 파이토케미컬은 가열 혹은 발효를 해야 비로소 섭취가 가능해집니다.

채소 수프를 먹다가 지겨워지면 자기 입맛에 맞는 여러 가지

재료를 넣어 조리해도 좋습니다. 특히 김치를 넣으면 한국인의 입맛에 맞고 파이토케미컬도 더 많이 추출되어 좋습니다.

파이토케미컬과 더불어 장력을 좋게 하려면 면역력을 키워주고 여러 가지 생활습관병 예방 치료에 있어 효과적인 유산균도 함께 섭취하면 좋습니다. 이때 채소 수프에 요거트를 넣거나 이를 드레싱처럼 얹어 먹는 것도 추천할 만한 방법입니다.

특별대담

나노기술과 면역식물의 개발

: 메디올가 CTO 안석현 대표

이시형　오늘은 나노기술을 활용하여 면역식물을 개발하는 ㈜신생활바이오연구소 소장이자 메디올가의 CTO 안석현 대표님을 만나보겠습니다.

대표님은 현대의 나노기술을 활용해 면역에 도움을 주는 식물을 생산하고 있는데, 먼저 나노기술과 면역식물이라는 것이 대체 무엇인지, 설명 부탁합니다.

안석현　현대의 나노기술은 전자 및 반도체, 산업용 로봇, 바이오 의료, 바이오 식품에 이르기까지 매우 다양한 분야에 응용되고 있습니다. '나노'라는 단어는 누구든지 한 번쯤 들어보았을 것입니다. 바로 크기의 단위인데요 1나노미터는 10억 분의 1미터의 크기를 말합니다. '나노기술'이란 원자나 분자 및 초분자 정도의 작은 크기 단위에서 물질을 합성하고, 조립·제어하며 그 성질을 측정·규명하는 기술을 말합니다.

이시형 나노기술을 우리가 먹는 식물에 적용해야 할 이유가 있나요?

안석현 네, 일단 흡수의 문제 때문에 그렇습니다. 보통 식품을 발효해서 먹으면 매우 유익합니다. 그 이유는 식품의 성분들이 미생물에 의해서 매우 작게 쪼개지기 때문에 우리 몸이 쉽게 흡수할 수 있는 상태가 됩니다. 그런 의미에서 나노라는 개념은 결국 발효와 뗄 수 없는 관계이기도 합니다. 다시 말해 미생물에 의해서 성분이 나노화되었다는 말은 결국 발효가 잘 되었다는 의미이기도 합니다.

이시형 나노기술을 면역식물 재배에 어떻게 응용하나요?

안석현 일례로 나노기술을 적용해 만든 나노 액상비료가 있습니다만 반도체 소재인 규소나 게르마늄을 나노 액상화하여 식물에 영양액으로 공급합니다. 그러면 식물 안에서 유기 규소나 게르마늄이 나오는데 이것이 곧 식물성 규소, 식물성 게르마늄입니다. 규소나 게르마늄이 반도체이기 때문에 이렇게 재배한 식물을 '바이오 반도체' 혹은 '바이오세미Bio-Semi'라고 부르기도 합니다. 바이오세미란 바이오-세미컨덕터Bio-Semiconductor 즉 바이오 반도체라는 의미를 갖고 있습니다.

우리나라가 세계 최고의 반도체 강국이지 않습니까? 이제 바이오 반도체, 즉 바이오세미 작물들을 통해서 코로나19로 인한 공포와 스트레스로 면역이 무너져 있는 많은 분들께 도움이 되었으면 합니다. 이를 위해 강력한 면역성 작물을 만들고 공급하는 것이 목적입니다.

앞으로는 바이러스나 각종 면역질환을 무너뜨리는 질병 퇴치 및 예방에도 이 바이오세미 식품들이 큰 역할을 하고 예방의학에도 많은 기여를 할 것이라 확신합니다.

이시형 그럼 바이오세미가 결합된 작물은 어떤 것이 있을까요?

안석현 대한민국의 대표 건강식품인 인삼에 적용하고 있습니다. 효율적인 생산을 위하여 4∼6년근보다는 새싹인삼을 스마트팜화하여 바이오세미 원료를 정확한 정량으로 공급해 키웁니다. 이외에도 귀리, 동충하초나 꽃송이버섯균사체에 이 기술을 적용하고 있는데요. 이들 모두 기본적으로 사포닌, 코디세핀, 베타글루칸과 같은 면역물질이 매우 풍부한 작물들입니다. 여기에 바이오세미 원료를 공급해 키우면 그 성능이 극대화되는 것이지요. 말씀드린 새싹인삼과 귀리, 동충하초, 꽃송이버섯균사체 등은 모두 스마트팜에서 2개월 이내에 생산이 가능한 특수농법으로 양산 중이며 유통 또한 원활히 할 수 있도록 준비했습니다.

이시형 바이오세미를 공급해 키운 면역작물의 효능이 궁금합니다. 구체적으로 바이오세미의 역할은 무엇일까요?

안석현 5대 영양소라고 하면 단백질, 지방, 탄수화물, 비타민, 미네랄을 말합니다. 바이오세미도 이 5대 영양소 중 하나인 미네랄의 일종이라고 보면 됩니다. 따라서 바이오세미는 다음의 기능을 갖고 있습니다.

- 4대 영양소의 체내 흡수 후 에너지로 전환
- 효소의 화학반응을 도움
- 골격과 치아, 혈액을 형성
- 체내 산도(pH) 균형 유지, 산성화 방지
- 비타민의 활성화

이외에도 바이오세미에는 몇 가지 특별한 기능들이 더 있습니다.

첫째, 산소 공급입니다. 체내에 산소가 부족하면 각종 질병에 노출되고 결국 면역이 떨어져 건강이 나빠지는데 이때 '먹는 산소'라고 불릴 정도로 산소 공급에 탁월한 바이오세미 원료들이 건강에 큰 도움을 줍니다.

둘째, 활성산소를 제거합니다. 항산화 작용을 하는 SOD_{Superoxide dismutase} 효소의 분비를 촉진해 활성산소와 수소이온을 제거, 세포의 노화를 방지하고 세포 기능을 강화해줍니다.

셋째, 면역력과 자연치유력을 높여줍니다. 바이오세미는 알러지나 류마티스 관절염과 같이 면역반응이 지나치게 높은 경

우에는 낮춰주고 면역반응이 저하되었을 때에는 높여주는 식
으로 인체 면역체계의 균형을 유지해줍니다. 최근 유럽에서는
게르마늄을 이용한 에이즈 치료 연구도 진행 중입니다.

넷째, 암세포 발생과 전이를 억제합니다. 항바이러스 단백
질인 인터페론의 분비를 촉진하고 매크로파지, NK세포, B세
포, T세포 등의 면역세포를 활성화해 산소를 싫어하는 암세포에
도 산소를 충분히 공급해 암세포 발생과 전이를 억제해줍니다.

다섯째, 혈액순환 개선 효과입니다. 혈관 벽에 손상을 입히는
과산화지질 및 활성산소를 제거하여 혈관이 막히거나 굳어지
지 않게 해 혈액순환을 원활하게 하고 성인병을 방지합니다.

여섯째, 노화 지연, 치매 억제 효과입니다. 활성산소를 분해
하는 효소인 SOD 효소의 분비를 활성화시켜 활성산소에 의한
세포막 손상 및 파괴를 방지하고 치매를 예방하여 뇌 기능 쇠
퇴를 막아줍니다.

일곱째, 진통, 항염증 및 생리균형 유지 효과가 있습니다. 바
이오세미는 생체 내에서 진통작용을 하는 엔케팔린enkephalin의
분해를 막아 진통효과를 지속시켜줍니다. 각종 질병으로 인한 통
증 완화는 물론 생리통, 요통, 두통, 통풍 등도 완화해줍니다.

여덟째, 뇌세포 활성, 피로회복의 효과가 있습니다. 우리 몸

에서 가장 산소를 많이 필요로 하는 기관인 뇌에 산소 공급을 촉진해 뇌세포를 활성화하고 숙면할 수 있게 해주어 피로회복에 결정적인 역할을 합니다. 뿐만 아니라 스트레스를 받으면 특히 뇌하수체 전엽과 부신의 호르몬 분비가 불균형해져서 온몸에 산소 부족 현상이 발생하는데 바이오세미가 산소 공급을 원활하게 해 스트레스로 인한 건강손상을 막아줍니다.

이시형 바이오세미 제품이 시중에 나와 있나요?

안석현 아직 국내에는 없고, 일본 제품 중 수용성 규소나 게르마늄 제품이 있습니다. 게르마늄 제품은 인공으로 유기물을 합성하여 제품을 생산하고 있고요. 저희들이 채택한 방법은 식물에 나노화된 수용성 규소나 게르마늄을 영양액으로 사용해 작물을 재배해 거기에 바이오세미 물질이 첨가될 수 있도록 하는 것입니다. 이렇게 만든 제품을 발효하면 인체 흡수율이 더욱 높아집니다.

이시형 말씀하신 것을 요약하면 규소나 게르마늄 같은 반도체 소재를 나노화한 액상으로 키운 작물을 '바이오세미'라고 부른다는 것인데요, 좀 전 말씀하신 작물 재배와 관련해 좀 더 구체적으로 설명해줄 수 있을까요?

안석현 현재 스마트팜에서 바이오세미 작물을 시험 재배하고 있습니다. 저희가 선정한 품목은 새싹인삼, 동충하초, 꽃송이버섯균사체와 같이 면역과 관련해 주목받고 있는 성분을 함유한 특작물들입니다.

새싹인삼은 잎과 줄기, 뿌리를 동시에 먹을 수 있도록 1년근, 2년근의 묘삼을 수경재배나 토경재배하여 키웁니다. 면역 핵심 성분은 사포닌입니다.

동충하초는 현미, 귀리, 귀뚜라미, 굼벵이 등 다양한 배지에 밀리타리스균을 접목한 바이오세미 영양액을 투여해 시험 재배하고 있습니다. 이때 면역 핵심 성분은 코디세핀입니다.

꽃송이버섯균사체는 귀리나 보리 배지에 바이오세미 영양액을 투여해 재배합니다. 면역의 핵심 성분은 베타글루칸입니다.

이시형 앞으로 이 바이오세미 사업을 어떻게 펼쳐나갈 생각인지요?

안석현 아무리 좋은 제품이라도 사업성이 없다면 소용없겠지요. '바이오세미 작물은 곧 면역력을 키워주는 식품'이라는 콘셉트를 소비자에게 홍보해 신뢰할 수 있는 먹거리로 자리매김하고자 합니다. 이를 위해 대학 간 연구, 의사들을 비롯해 유기농산물을 재배하는 농가들과도 협업을 진행할 생각입니다.

그러한 의미에서 의학을 뜻하는 'medical'과 유기농을 뜻하는 'organic'을 합성해 '메디올가'라는 이름의 법인을 출범하기도 했습니다. 메디올가는 의학적 연구를 거친 유기농산물을 재배·관리하는 건강 솔루션 사업체입니다. 메디올가는 추출, 농축, 발효 등의 가공 기술을 확보한 상태로 국내는 물론 해외 사업도 동시에 진행 중입니다.

이시형 지금 면역 관련 사업과 관련해 그 솔루션이 무엇보다도 필요한 시기인지라 나노 기술로 면역을 올려주는 식물을 재배, 건강사업으로 키워나간다는 소식이 매우 반갑습니다. 부디 이 일이 번창해 많은 사람들의 면역력 향상에 꼭 필요한 제품을 많이 출시해주기 바랍니다. 앞으로 펼치는 일들을 저도 잘 지켜보면서 예방의학을 실천하는 데 협업할 수 있는 부분이 있다면 힘을 모으겠습니다.

7장

코로나19가
우리에게 남긴 것

전쟁보다 무서운 병

●●

    그간 우리는 몇 차례 유행병을 겪어 왔지만 이번 코로나19 사태만큼 심각한 적은 없었습니다. 코로나19가 처음 대구의 한 교회에서 집단 감염으로 퍼져나가면서 무서운 전파력으로 전 국민을 불안과 긴장, 정신적 비상사태로 몰아갔습니다. 코로나19가 걷잡을 수 없이 이웃, 경북 전역으로 옮겨가면서 사망자가 나왔습니다. 보건당국은 발 빠르게 움직였습니다. 확실한 건강 지침을 전 국민에게 선포하고, 마스크 대란 대책을 세우고, 병실이 부족해지자 서둘러 임시 병원을 만들었습니다.

    사회적 거리두기가 더 엄격해지면서 길거리가 텅 비었습니다. 참으로 을씨년스러운 풍경이었지요 모임을 못하게 되니 직장도 썰렁해졌습니다. 재택근무를 시행하고 사람들의 통행이 없으니 상점도 문을 닫았습니다. 임시 고용자나 중소상공인이 가장 큰 타격을 입었습니다. 더욱 무서운 건 증상이 없는 사람도 일단 감염이 되면 전염력이 있다는 것. 매일 신규 환자가 급증한다는 보고를 들을 적마다 '나는 괜찮을까? 가족은? 동료는?' 하는 불안이 엄습했습니다. 하루하루가 불안하기 그지없습니다. 이쯤 되면 전쟁보다 무섭습니다. 이건 적이 언제, 어디서, 어떻게 나타날지 모르는 전쟁입니다. 바짝 긴장할 수밖에 없습니다.

함께하는 마음, 놀라운 시민의식

••

　처음 당하는 일이라 보건당국도 당황했겠지만 전문가들의 의견을 통합하여 구체적인 예방지침을 국민에게 알렸습니다. 특히 대구, 경북 지역의 집단 발병이 날이 갈수록 무섭게 늘어나면서 병실, 의료장비, 전문인력 등 모든 게 부족했습니다. 일단 증상별로 환자를 분류, 격리지침을 내렸습니다. 가벼운 경증 환자는 자가격리 혹은 연수원 등을 개조한 임시 병원에 격리하고 중환자 병실 마련도 차질 없이 진행되었습니다. 근처에 적절한 시설이 없으면 다른 도시에까지 환자를 이송했습니다. 아마도 전국 구급차가 총출동했을 겁니다. 많은 의료진이 자신이 운영하는 병원 문을 닫고 현장으로 달려갔습니다. 참으로 거룩한 희생정신의 발로였습니다. 하필이면 대구가 고향인 나로서도 그냥 있을 수 없었습니다. 내려가려고 후배들에게 전화를 했더니 깜짝 놀라면서 절대 오지 말라고 신신당부를 하더군요. 그 나이에 현장에 내려오면 방해만 될 뿐 전혀 도움이 안 된다면서요.

생각한 끝에 한국자연의학회 회원들과 함께 코로나19로 격리된 환자들을 위한 프로그램을 만들어 경상북도에 보내는 것으로 위안을 삼았습니다. 마침 내 유튜브 채널을 통해 예방의 기본, 특히 면역에 대한 이야기를 방영할 수 있었고 코로나19 특집을 위한 긴급 좌담회도 열 수 있었습니다. 영어 버전 동영상도 만들어 우리나라의 성공적인 예방대책을 지구촌과 공유할 수 있게 했습니다. 내가 대구에 못 내려갔다는 사연을 들은 한 분은 손소독제를 한 트럭, 대구로 보내주기도 했습니다. 각자 할 수 있는 일을 찾아 모두들 열심히 코로나19를 이겨내는 데 힘을 보탰습니다.

타인을 생각하는 마음

보건당국에서 발표한 코로나19 예방지침 중 가장 힘든 것은 사회적 거리두기입니다. 특히 집단 성향이 강한 우리 한국인에게는 더욱 지키기 힘든 지침입니다. 그런데도 KBS와 서울 대학교에서 실시한 조사 결과를 보면 응답자의 97.4퍼센트가 이 지침에 동참했습니다. 뿐만 아니라 외출 시 마스크 착용율은 80.3퍼센트, 실내에서도 마스크를 착용하는 경우는 71.4퍼센트였습니다. 참 놀랍습니다. 우리 한국인은 평소 예방에 대한 개념이 참 희박한 편입니다. 그런데 이번 코로나19 사태를 맞이해 그러한 한국인의 의식 구조가 바뀌었다는 사실을 이 조사 결과가 시사해줍니다. 정말 놀랍고도 고마운 일입니다.

영세 상인들은 가게 문을 닫으면 바로 생활이 어려워집니다. 일일 근로자, 임시직도 마찬가지입니다. 그럼에도 불구하고 당국이 발표한 코로나19 예방 지침을 잘 따르고 있다는 게 참으로 신기할 정도였습니다. 지침을 따른 이유를 묻는 문항에서는 '확진자가 될까 두려워서'가 63.7퍼센트, '주변에 피해를 끼치지 않기 위해서'가 86퍼센트입니다. 참으로 어질고 착한 백성입니다. 한국인은 평소 공공의식이 약한 편입니다. 아는 사람끼리는 서로 돕고 심지어 자신을 희생하기도 하지만 모르는 사람한테는 그렇지 않습니다. 그러나 이번 코로나19 사태에서 나타난 우리 한국인의 높은 의식 수준은 평소 내가 가졌던 생각이 편견에 불과했음을 증명해주었습니다.

자신이 운영하는 병원 문을 닫고 그 위험한 현장으로 달려간 의료진들의 고귀한 희생정신 또한 모두에게 훌륭한 귀감이 됩니다. 자기 몫의 마스크 몇 장을 병원 현관에 놓고 간 귀여운 고 사리손을 비롯해 많은 사람들의 정성과 선물은 땀 흘리는 의료진에게 감동을 주기에 충분했습니다.

이런 작은 일들이 코로나19로 어렵고 힘든 나날을 보내고 있는 소시민에게 크나큰 정신적 위안과 감동을 주었습니다. 감동적인 일은 이렇게 어려울 때 잘 드러나는 법입니다. 모두가 불안, 긴장에 떨고 있는데 이런 참으로 작은 일들이 우리 일상을 밝히는 청량제가 되어주니 고맙습니다. 의료진만이 아닙니다. 의료 현장에는 자원봉사자들의 보이지 않는 손길이 바쁘게 움직이고 있었습니다. 자기 생활도 미뤄놓고 달려온 사람들입니다. 방역복을 입었지만 어찌 그들이라고 감염의 두려움이 없겠습니까. 잠시만 입어도 땀에 흠뻑 젖는 방역복은 입는 것만으로도 고역입니다. 또한 병원 마당이 전국에서 보내온 여러 가지 생필품으로 넘쳤습니다. 코로나19 사태, 어렵지 않은 사람이 누가 있겠습니까. 기업은 기업대로 개인은 개인대로 모두가 어려운 형편입니다. 그래도 작은 것이나마 아껴 보내준 위문품, 고마운 위로의 말, 이런 따뜻한 정이 환자들에게 감동을 주고 건강을 회복하게 해주는 좋은 영양소가 됩니다. 우리나라에서 특히 코로나19의 경과가 빠르고 사망률이 낮은 데에는 이러한 사람들의 온정과 따뜻한 배려도 한몫했습니다.

도시락을 싸지 마라

이름도 잘 모르겠습니다. 정부에서 코로나19 사태로 어려움을 겪고 있는 국민들 전부에게 기금을 주었습니다. 이런 일이 그 전에도 있었는지는 기억이 잘 안 납니다. 하지만 고맙습니다. 이번 코로나19 사태를 맞이해 가장 힘든 게 나라 살림일 겁니다. 영세상공인도 문제지만 당장 항공, 해운 등 국책 사업도 문을 닫지 않게 관리해야 합니다. 더구나 이처럼 전 국민을 대상으로 하는 지원금은 한두 푼이 아닌 거액이 드는 일입니다.

그 어려운 국고 사정에도 불구하고 나한테까지 기금이 돌아온 모양입니다. 아내에게 이 기금을 나라에 되돌려주자고 의논했습니다. 그러나 다음날 최문순 강원도지사의 이야기를 듣고 마음이 바뀌었습니다. 나라에서 국민들에게 기금을 주는 가장 큰 이유가 바로 어려운 소상공인들을 살리기 위한 취지라는 설명입니다.

"선생님, 재난지원금을 기부하지 말고 쓰십시오. 기부하면 바로 국고로 들어갑니다. 그러지 마시고 소상공인 가게에 돈이 돌아갈 수 있게 제발 그 돈 다 써주시기 바랍니다."

최 지사의 이야기를 듣고 생각했습니다. "그래, 그게 순리다." 당장 아내에게 그 돈을 구멍가게에 가서 쓰자고 제안했습니다.

지난 IMF 때 '도시락을 싸지 마라'라는 제목으로 쓴 내 칼럼이 생각났습니다. 칼럼의 요지는 이랬습니다. 모두 도시락을 싸면 근처 작은 식당이 문을 닫아야 합니다. 경제가 어렵다고 그 작은 식당까지 문을 닫게 해서야 되겠습니까. 도시락을 싸야 하는 당신 형편이 그래도 좀 더 낫지 않습니까. 그러니 제발 그 작은 식당에 불이 꺼지지 않게 지켜주십시오 그 칼럼이 나간 후 참으로 많은 분들이 공감해주었고 또 인용해주었습니다. 재난기금을 쓰면서 그때를 떠올렸습니다.

국격이 껑충 올라간다

●●

개인에게 품격이 있듯이 나라에도 품격이 있습니다. 그것이 바로 국격國格입니다. 국격의 사전적 의미는 '나라의 품격'입니다. 국민 한 사람, 한 사람의 품격이 모여 나라의 품격, 즉 국격을 만듭니다. 내가 몇 해 전 《품격》이라는 책을 쓰게 된 계기는 신문의 한 작은 기사였습니다. 기사 내용은 KOTRA와 국제 시장가격에 관한 것이었습니다. 'Made In Korea' 즉 국산 제품을 100원으로 치면 미제, 일제는 149원, 독일제는 156원이라는 것입니다. 이럴 수가? 그 기사를 읽고 너무 속이 상해 그날 밤을 새워 졸저 《품격》이라는 책을 집필했습니다. 대체 우리 국산이 그러한 푸대접을 받는 이유가 무엇일까요? 한마디로 국격의 문제라는 게 내 결론입니다. 국격이 일류가 되면 제품 하나를 만들어도 옳은 값을 받고, 국민도 세계무대에서 옳은 대접을 받습니다.

그런데 최근 한국을 찾은 관광객의 눈에 비친 한국인의 모습은 어떠할까요? 제일 눈에 거슬리는 것은 시끄럽고 질서가 없다는 점입니다. 시위가 많아도 너무 많아 걸핏하면 수도 서울 한복판의 길이 막히기 일쑤입니다. 이익집단의 권리 주장을 위해 스피커가 찢어지게 소리를 키워도 이를 경찰이 제지하지도 못합니다. 시위대는 경찰차를 부수고 불을 지릅니다. 죽창, 화염병까지 등장합니다. 교통질서 하나 지킬 줄 모르고 경적 소리에 귀가 아픈 나라. 그 모습을 본 관광객들은 대체 어떤 생각을 하겠습니까? 저런 사람들이 무엇 하나 옳게 만들기나 하겠나. 그들이 이런 생각을 하는 한, 우리나라 상품에 선뜻 손이 가지 않을 것입니다. 애써 만든 제품에 값을 옳게 쳐줄 리가 없습니다. 이것이 바로 국격이 우리에게 주는 영향입니다.

이번 코로나19 사태는 우리 모두에게 막대한 손실을 안겨주었습니다. 경제적·인적 손실이 돈으로 다 환산할 수 없을 정도입니다. 하지만 이번 사태를 대하고 풀어나가는 과정에서 우리는 단연 모범국이었습니다. 어느 나라보다 이 엄청난 비상사태를 일찍 수습하고, 시민들의 협조와 자원봉사, 기부행렬로 감동의 차원을 넘어 눈물겨운 광경을 펼쳐 보였습니다. 도리어 선진국이라고 손꼽히는 나라들에서 생필품 싹쓸이, 사재기 열풍이 일어났습니다. 텅 빈 진열대에서 그 나라의 국격이 적나라하게 드러나버리고 말았습니다. 생필품이 고스란히 쌓인 채 남아 있는 우리 상점과는 너무 대조적이었습니다.

이처럼 이번 코로나19 사태는 우리에게 큰 손실을 끼친 한편 위안을 주기도 했습니다. 한국의 국격이 한 차원 높아진 것입니다. 이것은 돈 주고도 살 수 없습니다. 이제 세계인들이 우리를 보는 눈이 많이 달라졌을 것입니다.

해외 교포의 귀환

요즘 웬만한 나라의 공항들이 다 폐쇄되었습니다. 아예 국경을 걸어 잠근 나라도 있습니다. 자국민의 안전을 생각해서 어쩔 수 없이 내린 조치입니다. 우리 정부는 그 어려운 입국 절차를 용케도 뚫고 해외 교포를 전세기에 태워 송환해옵니다. 그중에는 코로나19 환자도 상당수입니다. 그래도 정부에서는 할 수 있는 한 교포를 데려옵니다. 우리 공항에 내린 교포들은 그제야 안도의 숨을 내쉽니다. 한 교포는 눈물이 글썽입니다. "나라가 있다는 게 이렇게 소중한 줄 미처 몰랐습니다. 감사합니다." 그 인터뷰를 지켜보는 나 역시 감동을 받았습니다. 눈시울이 젖어

오는 걸 참았습니다. 닫힌 국경을 열고 전세기를 띄우기까지 외교부에서 무척 애를 썼을 것입니다. 교포들은 그 나라 공항까지 오는 데도 애를 먹었다고 합니다. 그렇게 우리나라 공항에 도착하니 '이제 살았다' 하는 생각이 드는 겁니다. 엄격한 검사, 격리 조치에도 전혀 짜증을 내거나 귀찮아하지 않았습니다. 서로의 안전을 위해, 그러나 무엇보다 이렇게 애써 우리를 조국의 품에 돌아오게 해주었으니 감사하고 감동한 마음으로 따를 뿐입니다. 든든한 조국이 있다는 것이 이번만큼 절실한 적이 없었다는 그 교포는 눈물을 흘립니다. 모두가 애국자입니다.

의료인으로서 긍지

　내가 의사가 된 지도 어언 반세기가 넘었습니다. 현직에 있을 때는 치료해준 환자들로부터 진심으로 고맙다는 인사를 많이 받았습니다. 그러나 그건 개인적인 차원이고 의사 전체를 두고 볼 때는 생각이 많이들 달라지는 모양입니다. "의사는 도둑놈!" 하고 대놓고 말은 하지 않지만 의사에 대한 대중의 생각은 대체로 부정적입니다. 여기에 죄 없는 변호사도 한배를 타게 됩니다. '돈만 밝힌다'고 하면서요. 이런 비난에 의사, 변호사가 한

묶음으로 넘어갑니다.

한데 이번 코로나19 사태를 통해 의사들의 이미지가 완전히 달라졌습니다. 국민 모두가 고생하는 의료진에게 감사와 존경, 진심의 찬사를 보냅니다. 이런 사회 풍조는 내가 의사가 되고 나서 처음 있는 일입니다. 이렇게 많은 사람들이 의사를 긍정적인 이미지로 봐준다는 것, 참으로 고맙고 감동적입니다. 한 일은 없어도 나도 의사이니 대단한 긍지와 자부심이 생깁니다. 의사 되길 잘했다는 생각이 듭니다. 한편 일선에서 고생하는 후배 의사들에게 미안합니다. 그리고 진정으로 고맙습니다.

천혜의 축복을 받은 나라

●●

　우리 스스로 보는 한국인의 자화상도 이번 코로나19 사태를 겪으며 현저하게 달라졌습니다. KBS와 서울 대학교가 함께한 조사 결과를 보면 한국은 희망 없는 '헬조선 사회'냐고 묻는 질문에 '그렇지 않다'고 대답한 사람이 67.8퍼센트였는데 이것은 2019년 조사의 35퍼센트와는 현격한 차이를 보인 수치입니다. 더욱 놀라운 것은 국가 역량에 대한 질문입니다. '한국이 더 우수하다'는 쪽이 38.2퍼센트로 '선진국이 더 우수하다'는 쪽인 25퍼센트보다 높았습니다. 시민 역량에 관한 질문에서도 '한국이 더 우수하다'는 쪽이 58퍼센트, '선진국이 더 우수하다'는 쪽이 14.1퍼센트로 큰 차이가 났습니다.

　식민지 국가로 한 세대(30년)를 살면 그 나라 민족 정체성을 회복하는 데 1세기가 걸린다고 합니다. 우리도 그 악랄한 식민지 생활을 겪으면서 한민족으로서의 긍지가 형편없이 추락했습니다. 우리 민족 스스로 자신을 '엽전'이니 '핫바지'니 하고 폄하하는 일도 잦았습니다. 하지만 1세기 가까이 지나면서 민족적 정체성이나 자긍심이 많이 회복되었고 특히 이번 코로나19 사태를 겪으며 확실히 달라졌습니다.

그리고 또 하나, 코로나19 이후 '우리나라는 단결이 잘 되는 편'이라는 답변이 63.6퍼센트, '분열이 잘 되는 편'이라는 답변이 10.7퍼센트 나왔습니다. 평소 갈라져 싸울 때도 있지만 일단 유사시가 되면 국민의 단결력이 스스로 놀랄 정도가 됩니다. 비상시국일수록 일치단결해 문제를 뚫고 나가는 우리의 민족성을 그대로, 온 세계에 과시한 쾌거이기도 합니다. 진단용 시약이 빠르게 개발된 것도, 대규모 진단을 빠른 속도로 해낸 것도 훌륭합니다. 곧 백신도 나올 것 같다고 하니 더욱 놀랍습니다. 세계가 우리를 주시하지 않을 수 없습니다.

우리는 참으로 축복받은 천혜의 나라에 태어났습니다. 생각할수록 고맙습니다. 많은 외침과 전란, 가난으로 어려운 세월을 살아왔습니다. 하지만 그런 시련을 통해 우리는 강성 체질을 갖게 되었습니다. 반도 국가라 외침이 잦은 지정학적 위치에 있기는 하지만 현대사회에서는 무역이나 교역의 중심지가되기에 유리한 조건으로 작용했습니다. 인천공항의 기적을 보십시오. '아시아의 허브'로 확실히 자리매김했습니다. 온 세계가 인천공항의 신속하고 뛰어난 서비스와 우수성을 벤치마킹하러 몰려들었습니다. 또한 지구상 어디에도 우리나라만큼 자연이 아름다운 나라는 없습니다. 고맙다는 생각이 절로 납니다. 생각 해보면 하늘은 우리에게 참 많은 것을 주었습니다.

- 아름다운 풍광, 풍부한 자연
- 사계절, 고온다습한 기후
- 천재적 재능과 창조성
- 선비정신의 전통
- 시련을 통한 강성 체질
- 국가 비상시 무서운 단결력
- 도전, 진취성, 근면, 신념
- 뛰어난 융통성, 적응성
- 아름다운 인정人情 문화
- 기술, 경영, 부富

세계는 바야흐로 이 놀라움의 기적을 만든 한국을 주시하고 있습니다. 우리는 더 잘할 수 있습니다. 힘든 시기를 잘 헤쳐 나 가고 있는 우리 모두에게 박수를 보냅니다.

특별대담

한국인의 공동체 의식과 IT문화 그리고 의료체계

: 대한한의원 선재광 원장, 자연의원 조병식 원장

이시형 얼마 전 미국 ABC 방송 특파원 이언 패널이 한국 코로나19의 진원지인 대구에 직접 가서 현지 상황을 생중계한 후 작성한 '기자수첩' 형식의 기사를 보았습니다. 기사에는 "공황 상태를 찾아볼 수 없다. 폭동도 없다. 미국은 작은 소요 사건이나 사회기강이 흐트러지면 백화점 난입, 절도 행각 등 폭동 사태가 벌어지곤 하는데 이는 한국과 아주 대조적이다. 수많은 감염환자를 수용하고 치료하는 데 반대하거나 두려워하는 군중도 없다. 절제심 강한 침착함과 고요함이 버티고 있다"라고 했습니다. 미국뿐만 아니라 세계 여러 언론에서 대부분의 나라에서 나타나는 사재기 현상이 한국에서는 나타나지 않는다며 칭찬하고 있습니다. 이와 관련해 오늘은 '한국인의 공동체 의식과 IT문화 그리고 의료체계'에 대해서 이야기를 나누어보고자 합니다.

조병식 저는 위기에 강한 한국인의 의식에 대해 말하고 싶습니다. 한 사람의 진가는 어려울 때 나타난다는 말들을 많이 하지 않습니까. 코로나19는 세계인들이 한 번도 겪어본 적 없는 초유의 사건입니다. 그렇지만 한국인들은 공황상태에 빠지지 않고 절제심과 침착함을 유지하고 있습니다. 한국인들이 그렇게 할 수 있는 것은 강한 정신력을 소유하고 있기 때문이라고 생각합니다.

제가 일하는 병원에 30여 명의 암환우들이 입원해 있습니다. 그들에게 제가 가장 자주하는 이야기는 '멘탈(정신 혹은 마음가짐)'에 관한 것입니다. 정신적으로 먼저 암을 이기면 암을 극복할 수 있다는 것이죠. 한국인들의 강한 정신력의 기본은 공동체 의식에 있다고 생각합니다. 한국인들의 대부분은 이렇게 생각하고 코로나19 사태를 극복하고 있습니다. '코로나19가 감염력이 강하고, 사망자도 많이 생기니, 또 내가 확진자가 되면 내 가족과 내가 다니는 회사에 대단한 피해를 끼치게 되니 정부와 지자체의 방역대책에 잘 따르고, 자가격리가 필요하면 잘 해야지'라고요.

그뿐만 아니라 병원 문을 닫고 전쟁터로 달려가는 의료인들과 봉사자들이 많았습니다. 저도 같은 의료인으로서 그러한 동료 의료인들이 대단히 자랑스러웠습니다.

이시형 코로나19 사태 와중에 치른 총선도 인상적이었습니다. 조용한 가운데 아주 높은 투표율을 보여 안정을 바라는 국민의 염원이 느껴졌습니다. 선재광 박사님은 어떻게 보나요?

선재광 한국인들의 강인함과 위기에 대처하는 능력, 한국인 고유의 우수성은 이번에도 잘 발현되었습니다. 전 세계에서 위기에 가장 강한 민족이 한국인입니다. 많은 외세, 내란을 겪어왔고 웬만한 위기에는 강한 내성을 갖고 있는 민족성 덕분에 이런 결과가 있다고 봅니다. 미국에 있는 제 동생 가족도 놀랐다고 합니다. 지금까지 미국인들은 한국을 '자신들이 도와준 나라' 정도로 보았는데 최근에는 교육제도를 비롯해 코로나19 대처에 이르기까지 한국인들에 대한 인상이 많이 달라졌다고 합니다. 특히 이번 코로나19 사태에 한국인들이 미국과는 너무나 다르게 효율적으로 대응하는 것을 보고 자신이 한국인이라는 사실이 무척 자랑스러웠다고 합니다.

조병식 다른 나라와 같은 사재기 현상이 없는 것은 한국인들의 의식수준을 보여주는 것이기도 하지만 한편 굳이 집밖에 있는 마트에 가지 않고도 생필품을 살 수 있는 온라인 쇼핑이 활성화되어 있다는 점, 통신과 IT 기반이 잘 구축되어 있는 것도 요인이라고 봅니다.

이시형 이외에도 한국의 선진적인 의료 체계와 바이오 기술이 코로나19 사태에 대처하는 데 큰 공을 세웠습니다. 조병식 원장님이 한국의 의료체계가 사망률 1위를 달리는 미국의 의료체계와 어떻게 다른지 설명해주시겠습니다.

조병식 미국은 현대의학이 가장 발전한 나라임에도 불구하고 2020년 3월 26일 중국을 제치고 코로나19 확진자가 가장 많은 나라가 된 데 이어 사망자도 최다 국가라는 오명을 안게 됐습니다. 4월 10일 코로나19 환자가 50만 명을 넘어선 미국의 환자 수는 12일 현재 53만 2,879명으로 집계되었고, 누적 사망자 수는 2만 577명을 기록하며, 이탈리아 1만 9,468명을 넘어 세계에서 가장 많은 희생자를 냈습니다.

　미국 사회의 어두운 면을 더 잘 보여주고 있는 사실은 미국 코로나19의 피해가 흑인에게 집중되고 있다는 점입니다. 시카고 사망자의 72퍼센트가 흑인인데, 이렇게 흑인들의 코로나19 피해가 심한 이유에 대해 미국의 많은 지식인들은 '미국 사회의 구조적 분리와 불평등'이라고 지적합니다.

　아시다시피 선진국 중 유일하게 전 국민을 대상으로 한 의료보장제도가 없는 나라가 바로 미국입니다. 2007년 기준 미국 국민 5,000만 명이 의료보험 비가입자이며 인구의 15퍼센트는 의료에 대한 보장을 전혀 받지 못하고 있습니다.

　그에 비하면 한국은 감기나 소화불량에도 쉽게, 언제든지 찾아갈 수 있을 정도로 주변에 병원이 많고, 지불해야 하는 비용도 5,000~1만 원 정도로 부담스럽지 않습니다. 갑자기 아파서 응급실에 가더라도 지불해야 할 비용은 5만 원 안팎입니다. 일반 대중, 서민 입장에서 볼 때 한국의 의료보장제도는 매우 믿음직스럽습니다. 이런 한국의 의료보장제도로 인해 코로나19 사태가 터져도 한국인들은 쉽게 코로나19 검사를 받고 또 병원 치료를 받을 수 있었습니다.

이시형 이탈리아도 코로나19 치사율이 8~12퍼센트로 굉장히 높은데, 한국의 치사율 2퍼센트와 차이가 많이 나는 이유가 무엇이라고 생각하는지요?

조병식 이탈리아는 고령국가입니다. 병상 수가 인구 1,000명당 3.18개로 절대적으로 부족하고 역학조사에 대한 체계도 없어 거의 못하고 있는 실정입니다. 그래서 사망률이 8~12퍼센트로 아주 높습니다.

이에 비해 한국은 병상수가 인구 1,000명당 12개로 많은 편이고, 경증환자 생활치료센터를 만들어 병상 문제를 해결하였습니다. 그리고 확진자 역학조사를 통해 접촉자를 바로 찾아내 검사를 하고 자가격리 조치를 하는 등 방역체계가 잘 되어 있어 방역의 모범국가가 될 수 있었습니다.

이시형 한국산 코로나19 진단키트 업체들이 선전하고 있고 코로나19 진단키트 수출도 급증하면서 'K-바이오' 업체들이 크게 성장할 전망이라고 합니다. 이렇게 한국의 발전한 바이오 기술이 빛을 내고 있는데 여기에 한국 한의학이 할 수 있는 역할은 무엇이라고 보는지요?

선재광 이제 치료의 시대는 저물었고, 예방의 시대가 오고 있습니다. 의료 선진국인 미국과 독일도 코로나19에 속수무책으로 당하고 있다는 것이 치료보다 예방이 중요하다는 사실을 명확히 말해줍니다. 응급환자에 대한 치료, 외상 치료 등은 근대 서양의학이 그 역할을 매우 잘 해주고 있습니다. 한편 병을 예방하고 면역력을 키우는 일은 한의학이 더 큰 역할을 할 수 있는 부분입니다. 앞으로는 의료의 방향이 면역을 보강하는 방법으로 바뀌어야 합니다. 한국은 나라가 좁고, 의료 시스템이 좋고, 추적 관리가 잘 되어 이번 코로나19는 비교적 잘 극복하고 있습니다. 하지만 이제 시작이지 끝이 아닙니다. 코로나19를 신속하고 정확하게 진단하는 키트도 큰 역할을 했고 바이러스를 치료하는 약을 개발하는 것도 필요합니다. 하지만 바이러스는 변이가 심합니다. 앞으로 또 다른 형태의 감염병이 오더라도 이를 예방할 수 있는 시스템으로 바뀌어야 궁극적인 해결책을 마련했다고 볼 수 있습니다.

조병식　한국인들의 '빨리빨리 문화'도 이번같이 예기치 않은 응급사태에 잘 대응할 수 있었던 이유 같습니다.

선재광　한양방이 협조하고 한방의 장점인 만성병에 대한 지식과 경험을 함께 공유한다면 한국의 의료가 세계에 자랑할 수 있는 정도로 성장하는 계기가 되리라 확신합니다.

이시형　두 분 말씀 감사합니다. 그리고 한국자연의학 회원들의 뜨거운 협조에도 깊이 감사드립니다.

특별대담

불안과 우울의 시대, 우리 모두를 위로하는 법

: 더공감마음학교 박상미 대표

이시형 앞을 보나, 뒤를 보나, 어딜 보나 참 불안한 그림자가 도사리고 있는 세상입니다. 그럴수록 우리가 힘을 내야 하는데 말이 쉽지 실제로 그러기가 참 쉽지 않습니다. 그래서 오늘은 국민 치료사로서 항상 따뜻한 말로 우리에게 격려와 위로를 주는 심리상담가 박상미 교수님과 이야기 나누겠습니다.

박상미 요즘 많은 사람들이 우울해합니다. '내가 코로나19에 걸리면 어떡하나?' 하는 생각에서 시작해 나중에는 '내가 만나는 사람 중에 확진자가 있으면 어떡하나?' 하는 걱정으로 이어집니다. 거기에 코로나19 사태가 장기화되어 생계가 위협받으면서 불안감이 더욱 커졌습니다. 공무원이나 안정된 월급을 받을 수 있는 직장을 가진 사람들을 제외하고 비정규직이나 구직 중인 사람들 중에는 코로나19로 인해 소득이 0원이 된 사람도 많습니다. 앞으로 경제적인 문제를 어떻게 해결해야 하나 하는 불안이 큰 분들이 많습니다.

그렇다면 학생들은 어떨까요. 온라인 수업을 하고 있는 것은 물론 코로나19 여파로 경제 상황이 너무 나빠지니 앞으로 취업을 할 수 있을까 하는 고민이 큽니다. 고3 학생들도 학교를 제대로 가지 못해 올해 수능과 성적에 악영향을 받지는 않을까 많이 불안해합니다. 이렇듯 지금은 나이와 직종에 상관없이, 단군 이래 가장 불안한 시대가 아닌가 생각합니다.

이시형 전 국민 불안의 시대입니다. 원래 근거 없는 불안이 가장 무섭고 힘든 법이지요. 물론 우리는 왜 불안한지 이유를 잘 알고 있습니다. 그런데도 이 불안을 없애기 위해 할 수 있는 일이 별로 없다는 사실이 우리를 더 불안하게 만듭니다. 하지만 외국의 경우, 확진자가 우리나라보다 훨씬 많습니다. 그러니 '우리는 그나마 다행이다'라고 생각하는 것이 조금이라도 도움이 되지 않을까 합니다.

박상미 저희 어머니도 '밖에 나가면 무증상 확진자에게 나도 모르게 감염되면 어떡하냐'며 불안해하십니다. 때문에 집에만 계시다 보니 더욱 우울해하시고요. 그래서 제가 스마트폰을 이용해서 유튜브 사용법을 알려드렸습니다. 덕분에 어머니께서 유튜브로 좋은 프로그램과 강연도 많이 시청하셨어요. 어머니께서 가장 마음에 들어하는 콘텐츠가 바로 이시형 TV입니다. 저희 어머니께서 '유튜브를 보며 배우는 것이 참 많다, 불안이 많이 해소되었다'라고 하셨어요.

이시형 따님이 심리상담가다 보니 불안에 대한 해결책을 잘 제시해주신 것 같네요. 실제로 저도 제 친구들의 안부를 묻기 위해 오랜만에 서로 전화하고 소통하게 되었는데 이것 역시 코로나19 덕분이 아니냐며 농담하곤 합니다.

박상미 맞습니다. 또한 명상이 불안을 잠재우기 아주 좋은 방법인데요, 유튜브에 쉽고 효과적인 명상법이 많이 소개되어 있습니다. 저희 어머니도 이를 통해 마음챙김 명상을 하고 계십니다. 그리고 어머니께서 예전에 뜨개질을 잘 하시다 한동안 뜸 하셨는데 이번에 뜨개질 재료를 새로 사다드렸더니 쉴 새 없이 뜨개질을 하시더라고요.

이시형 그런 조용한 놀이가 지금 같은 상황에 아주 적당한 것 같네요.

박상미 요즘 저는 대기업의 온라인 강의로도 많은 사람들을 만나고 있습니다. 다들 한결같이 지금 우리들도 힘들고 고민이 많지만 집에 계시는 부모님들 걱정이 굉장히 크다고들 하더군요. 그래서 방금 말씀드린 유튜브 좋은 콘텐츠 보기, 집에서만 할 수 있는 취미생활 하기, 전화통화로 못 만나는 사람들 안부 전화를 해보기 등을 추천했습니다. 특히 요즘은 기술이 좋아 무료로 화상통화를 할 수 있습니다. 사용법만 알려드리면 부모님들도 지방에 있는 친구들과 손쉽고 즐겁게 통화할 수 있습니다. 그러니 젊은이들이 부모님들도 이 상황을 잘 이겨낼 수 있게 많이 도와주면 좋겠습니다.

요즘 젊은 사람들의 막연한 불안도 상당히 큽니다. 하지만 앞으로 이러한 상황이 계속될 것이기 때문에 이것을 기회로 삼

아서 제2, 제3의 코로나19가 와도 경쟁력을 갖춰 대비할 수 있도록 의미 있는 시간을 보내야 합니다. 특히 이 사태가 장기화되었을 때 경제생활을 잘 영위해 나갈 수 있을지, 이와 관련해 자신의 미래를 계획하고 온라인상에서 서로의 목표를 격려하고 조언하는 모임도 많은데요. 이렇듯 같은 고민을 하는 사람들끼리 모여서 어떻게 이 난국을 헤쳐 나갈지 그 방법에 관해 서로 아이디어와 조언을 주고받으며 이 상황을 이겨냈으면 합니다.

그리고 지금은 독서를 하기에 정말 좋은 시기입니다. 또 독서를 많이 해야 하는 시기이기도 합니다. 책 속에서 몰랐던 것을 배우고 과거의 경험을 통해 지혜를 배울 수 있기 때문입니다. 그런 의미에서 이시형 박사님과 제가 함께 쓴 책《내 삶의 의미는 무엇인가》도 불안과 공허함으로 힘들어하는 사람들에게 삶의 의미와 해답을 찾는 데 도움을 줄 수 있을 것입니다.

이시형 그렇습니다. 이럴 때 좋은 책을 접한다는 것은 내 인생을 바꿀 수 있는 기회이기도 하지요. 또 하나, 저는 이 어려운 시기에 젊은이들이 창업에 대한 생각을 더 깊게 했으면 좋겠습니다. 제가 얼마 전 읽은 기사에서는 중국에서 젊은이들의 40퍼센트가 창업을 한다고 합니다. 그런데 우리나라는 아직 그 열기가 조금 덜한 것 같습니다. 이번 사태로 창업에 더 많은 관심을 가졌으면 합니다.

박상미 힘든 시기이지만 내 삶의 목표와 의미가 무엇이고, 또 앞으로 어떻게 더 경쟁력 있는 사람이 될지 많은 고민을 할 수 있는 기회로 삼았으면 합니다.

이시형 불안의 시대를 오히려 성공의 시대로, 창의력 발휘의 시대로 바꿀 수 있으면 얼마나 좋겠습니까. 이렇게 불안이 오래 가면 우울로 이어집니다. 요즘은 코로나19로 인한 우울을 '코로나 블루'라고 부릅니다. 이런 우울증을 어떻게 극복할 수 있을까요

박상미 저도 지난 3월부터 대학 강의를 온라인으로 진행하기 위해 혼자 카메라 보고 이야기하고, 또 혼자 강의를 업로드합니다. 또 전화 상담을 많이 하고 있는데 코로나19 확진자가 되어 굉장히 아픈 시간을 보내고 완치되었는데 주변 사람들이 자신을 정상인으로 봐주지 않아 일상으로 돌아오지 못해 힘들

어하는 분들도 많습니다. 확진자와 그 가족들이 현재 5만 명을 넘어서고 있는데요. 이들이 남에게 해를 끼친 사람, 앞으로 해를 끼칠 사람 취급을 받으며 일종의 '사회적 왕따'가 되고 있습니다. 한 확진자는 완치된 후 그 사실이 주변에 알려져 일하던 가게는 문을 닫은 것은 물론 가족 중 한 명이 몇 년 동안 준비했던 회계사 시험도 보지 못한 경우도 있었습니다. 많이 알려지지 않았을 뿐 이런 사례가 굉장히 많습니다.

이시형 제 후배 한 명이 얼마간 방역 업무를 돕게 되었다고 합니다. 그 후배가 말하기를, 자신의 아버지가 IMF 때 인원 감축 리스트를 만드는 일을 했는데 차라리 자신이 일을 그만두는 것이 더 좋겠다 싶을 정도로 고통스러워하셨다고 합니다. 그래서 아버지가 자신에게 절대 인사 담당 업무는 하지 말라고 신신당부했답니다. 그런데 인사 업무와 상관없는 방역 업무를 하고 있는데도 꼭 예전의 아버지와 같은 입장이 된 것 같다고 합니다. 자신이 방역을 하게 된 가게들은 손님이 줄고 결국 문을 닫게 되는 경우가 많아 마음이 많이 아프다고 합니다.

박상미 저는 이번 사태를 겪으면서 피해자와 가해자에 대해 생각해보게 되었습니다. 코로나19 확진자와 가족들은 분명 피해자인데도 주변 사람들에게는 마치 가해자와 같은 인상을 주게 됩니다. 방금 말씀하신 방역 업무를 담당한 후배도 공무원으로서 본인의 임무를 다 했을 뿐입니다. 하지만 가게 주인들은 그를 마치 가해자처럼 생각합니다. 이렇게 피해자와 가해자로 나눠져 서로 상처를 주고받는 게 안타깝습니다. 그래서 그런 고통을 받고 있는 분들께 이시형 박사님과 제가 쓴 책을 보내드렸습니다. 이 책에는 멋진 구절이 하나 나옵니다. 니체가 한 말인데요. "나를 죽이지 못한 것은 나를 강하게 만들 것이다." 제가 그 문장에 밑줄을 그어서 드렸습니다. 코로나19도 우리를 죽이지 못했기 때문에 우리를 더 강하게 만들 것이라는 의미입니다. 다행히 이 의미를 잘 파악하며 공감해주는 분들이 있습니다. 자신으로 인해 주변 사람들이 피해를 입어 스스로 정말 나쁜 사람이 된 것 같은 괴로움에 빠져 있었는데 생각해보니 이웃들 대신 자신이 바이러스에 걸려 고통을 받은 것 아닐까, 앞으로 완치된 후 임상 실험자가 되어 이 사태를 해결하는 데 일조할 수 있지 않을까, 하는 생각을 했다면서요.

국내외 코로나19 백신과 치료제 개발이 활발히 이뤄지고 있고 실제로 성과가 조금씩 나타나고 있습니다. 희망적인 미래가 기다리고 있으니 확진자나 그 주변의 가족, 지인들을 만나더라도 막연히 피하거나 비난하지 말았으면 합니다. 그들이 얼마나 힘들었는지 공감해주고 또 그들이 앞으로 백신 개발에 힘을 보태줄 수 있으리라는 마음으로 바라봐주었으면 합니다.

이시형 정신과 전문의로서 한국인을 바라봤을 때 합리적인 면이 부족하다고 느낄 때가 많습니다. 확진자들을 합리적으로 대하고 긍정적인 면에 초점을 맞추어 생각하는 것이 필요합니다.

박상미 이번 코로나19 사태를 우리 인류에 다가온 하나의 역사적 사건으로 받아들이는 것이 필요합니다.

이시형 그렇습니다. 코로나19에 걸렸다가 완치된 사람들은 신체적으로, 심리적으로 굉장히 강성한 체질을 얻게 된 것이죠. 이렇게 생각하는 것도 하나의 위로가 되지 않을까 합니다.

박상미 요즘 우리 국민들이 참 대단하다고 느낄 때가 있습니다. 혼자 마스크를 끼고 산행하거나 자전거 타는 분, 조깅하는 분들을 볼 때 그렇습니다. 이렇게 혼자서라도 우울한 상황을 극복하고자 많은 도전을 시도하고 있는 모습을 보며 참 대단하다고 느낍니다.

이시형 사실 사회적 거리두기를 실천하기 가장 어려운 민족이 바로 한국 사람들입니다. 그런데도 이렇게 효과적이고 질서정연하게 사회적 거리두기를 잘 실천했기에 이번 코로나19 사태가 끝나고 나면 국격이 한 단계 상승해 있는 모습을 볼 수 있을 것입니다.

박상미 이번 기회에 코로나19에 대한 고민과 위로를 이시형 박사님과 함께 나눌 수 있어서 정말 좋았습니다. 우울과 불안을 집에서 혼자 앓고 계신 분들이 많습니다. 이 상황을 잘 극복하고 위로받을 수 있는 방법을 《내 삶의 의미는 무엇인가》라는 책에 잘 소개했으니 많은 도움이 되었으면 좋겠습니다.

이시형 언제나처럼 따뜻한 박 교수의 말씀, 정말 감사합니다. 시대의 아픔을 앓고 있는 우리 모두에게 큰 위로가 되었으리라 생각합니다.

면역 혁명의 시대, 대한민국을 보라!

이번 코로나19 사태가 심상치 않습니다. 지구촌 어디에도 청정지역이 없을 정도로 이 병이 널리 퍼졌습니다. 한국은 지금까지 상당히 우수한 수준으로 잘 통제해오고 있지만 한 순간도 방심할 수 없는 현실입니다. 하지만 문제는 지금부터입니다. 당장 서민들 생활도 문제지만 국고가 부실해졌습니다. 그 뒷감당을 정부에서 어떻게 할 것인지, 참으로 걱정입니다. 한국은 무역에 의존하는 나라이니만큼 국내 상황만 중요한 것이 아닙니다. 지구촌 무역 상대국들의 사정이 나아질 기미를 보이지 않고 점점 미궁으로 빠져드니 참 앞날이 걱정입니다. '지구촌'이라는 말이 이번처럼 피부에 와 닿는 경험도 처음입니다. 이 코로나19

사태를 겪으며 우리만 괜찮다고 될 일이 아니라는 사실을 뼈저리게 느낍니다.

　이제 한국은 국가 위상으로 보나 국격으로 보나 지구촌 변방의 작은 나라가 아닙니다. 지구촌 전체를 강타한 재앙을 그냥 남의 집 불구경하듯 좌시하고 있을 형편도 아닙니다. 이 난국에 우리부터 팔 걷고 나서야 합니다. 지금 세계는 우리를 주시하고 있습니다.

　코로나19 사태를 겪으며 이처럼 발 빠르게 그리고 효과적으로 대응한 나라는 우리 대한민국이 거의 유일합니다. 이 점에서 만큼은 대한민국이 단연 세계의 리더입니다. 최근 선진국들의 동향을 보면 정부의 늑장 대응에 대한 시민의 원망이 반정부 시위로 확산, 아주 어수선합니다. 시민들이 외치는 반정부 구호 중에는 참 끔찍한 것도 있습니다. '국민을 무시한다. 국민의 안녕은 안중에도 없다. 오직 경제만 생각한다. 대기업만 생각한다. 올림픽만 생각한다. 다른 나라 정책에 귀 기울이지 않는다.' 결론은 물러나라는 것입니다. 실제로 그런 나라들의 방역 대책이나 의료 현실, 감염자수와 사망자수를 살펴보노라면, 국민의 소리가 전혀 과장이 아님을 한눈에 알 수 있습니다. 그리고 각 나라의 시위대는 마치 약속이나 한 듯이 정부를 향해 '한국을 보라!'고 외칩니다. 솔직히 어깨가 으쓱합니다. 우리가 언제 세계

시민으로부터 이런 큰 칭송을 받은 적이 있었던가요. 생각할수록 자랑스럽기 그지없습니다.

하지만 진짜 문제는 이제부터입니다. 대한민국은 세계 시민의 기대에 부응할 수 있어야 합니다. 코로나19는 보건 정책만의 문제가 아닙니다. 정치는 물론 그 나라 국민의 시민의식이나 문화적 성숙도 등이 모두 연계되어 있는 총체적인 문제입니다. 코로나19 사태에 잘 대처해가고 있는 우리의 경험을 토대로 지구촌 모두가 상생할 수 있는 새로운 프로그램을 세계 시민에게 제공할 수 있는 수준으로 올라서야 합니다.

한국 시민들의 경제를 살리는 것은 물론 세계 시민을 위한 인류 복지를 제고할 수 있는 새로운 패러다임의 상품이 나와야 합니다. 나는 이 해답을 '면역 의료 관광'에서 찾습니다. 문외한인 내가 경제 정책을 제언한다니 웃을 일입니다만, 면역 의료 관광은 그간 나름의 경험을 바탕으로 내놓는 비장의 아이템입니다. 이를 위해 그간 많은 전문 인사들을 만났고 이제 그 윤곽이 차츰 드러나고 있습니다.

면역력 향상의 밑바탕이 되는 유기농산물 생산과 유통을 위해 2019년 가을 발족한 메디올가가 착실히 그 준비를 해나가고 있어 이 책에서도 일부 소개했습니다. 이외에도 농촌의 근대화, 농업의 산업화, 면역 식물의 IT화·나노화 등을 면역 의료 관광

발전을 위해 주력해야 할 사업으로 놓고 하나씩 진행해나가고 있습니다. 이 모든 것이 한국의 우수한 농산물과 의학이 접목된 면역력 강화 프로그램, 나아가 면역 의료 관광으로도 이어져 대한민국의 경제 발전에도 도움이 되었으면 하는 것이 내 계획입니다. 한국의 면역 의료는 그야말로 세계 최고라는 평이 나서 세계 부호들이 자가용 비행기를 몰고 젊음과 건강을 위한 면역 의료 관광차 한국을 찾게 하자는 것입니다.

이 프로젝트를 성공적으로 완성하기 위한 첫 걸음으로 이 책을 세상에 내놓습니다. 이 책을 읽은 독자 여러분의 면역력이 누구보다 강력해지기를, 나아가 예방의학과 면역 의료 관광 산업의 발전에도 뜻과 힘을 보태주기를 바랍니다.

김경철, 인류의 미래를 바꿀 유전자 이야기, 세종출판, 2020

김윤선, 면역력, 내 몸을 살린다, 모아북스, 2009

김윤세, 노자 건강학–도덕경 : 자연치유에 몸을 맡겨라, 조선뉴스프레스, 2019

아보 도오루, 이시하라 유미, 후쿠다 미노루, 면역력 슈퍼 처방전, 김영사, 2011

위렌 그로스맨, 땅 에너지를 이용한 자연치유, 샨티, 2004

정가영, 면역력을 처방합니다, 라온북, 2019

조병식, 4대 만성병 자연치유 교과서, 왕의서재, 2019

西野精治, スタンフォード式最高の睡眠, サンマーク出版, 2017

宮坂昌之, 免疫力を強くする 最新科学が語るワクチンと免疫のしくみ (ブルーバックス), 講談社, 2019

五木寛之, 人生百年時代の「こころ」と「体」の整え方, PHP研究所, 2018

野本亀久雄, 免疫と健康 生体防御の考え方から応用へ, 講談社, 1994

苫米地英人, 脳に免疫力をつければ病気にならない!, チラボ, 2014

新谷弘実, 免疫力が上がる!「腸」健康法, 三笠書房, 2012

松生恒夫, 腸管免疫力を高めて病気にならない生き方 グルタミンが活性化する, 永岡書店, 2011

石原結實, 春·夏·秋·冬「体を温めて」病気知らず!, 三笠書房, 2013

後藤利夫, 乳酸菌がすべてを解決する, アスコム, 2017

津金昌一郎, 科学的根拠にもとづく最新がん予防法, 祥伝社, 2015

有田秀穂, ストレスに強い脳、弱い脳, 青春出版社, 2009

スタン パディラ 他2名, 自然の教科書—ネイティブ・アメリカンのものの見方と考え方, マーブルトロスン, 2003

藤田紘一郎,「いい人」をやめるだけで免疫力が上がる!, 青春出版社, 2015

近藤誠, 眠っているがんを起こしてはいけない, 飛鳥新社, 2019

宮本知明, 薬に頼らない! 自然治癒力を高める本, ぱる出版, 2019

藤田 紘一郎, 免疫力をアップする科学 新装版, SBクリエイティブ, 2018

藤田 紘一郎, 自力で免疫力を上げる腸の強化書 決定版, 宝島社, 2020

이시형 박사의 면역 혁명

초판 1쇄   2020년 9월 11일
초판 7쇄   2023년 3월 15일

지은이   이시형
펴낸이   최경선
펴낸곳   매경출판㈜
책임편집   서정욱
마케팅   강윤현 한동우 김지현
디자인   김보현 이은설

매경출판㈜
등록   2003년 4월 24일(No. 2-3759)
주소   (04557) 서울시 중구 충무로 2(필동1가) 매일경제 별관 2층 매경출판㈜
홈페이지   www.mkbook.co.kr
전화   02)2000-2630(기획편집) 02)2000-2636(마케팅) 02)2000-2606(구입 문의)
팩스   02)2000-2609   **이메일**   publish@mk.co.kr
인쇄·제본   ㈜M-print   031)8071-0961
ISBN   979-11-6484-165-3(13510)

이 도서의 국립중앙도서관 출판예정도서목록(CIP)은 서지정보유통지원시스템 홈페이지(http://seoji.nl.go.kr)와
국가자료공동목록시스템(http://www.nl.go.kr/kolisnet)에서 이용하실 수 있습니다.
(CIP제어번호: CIP2020033566)